中老年人

这样吃最健康

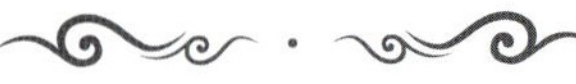

柴瑞震　主编

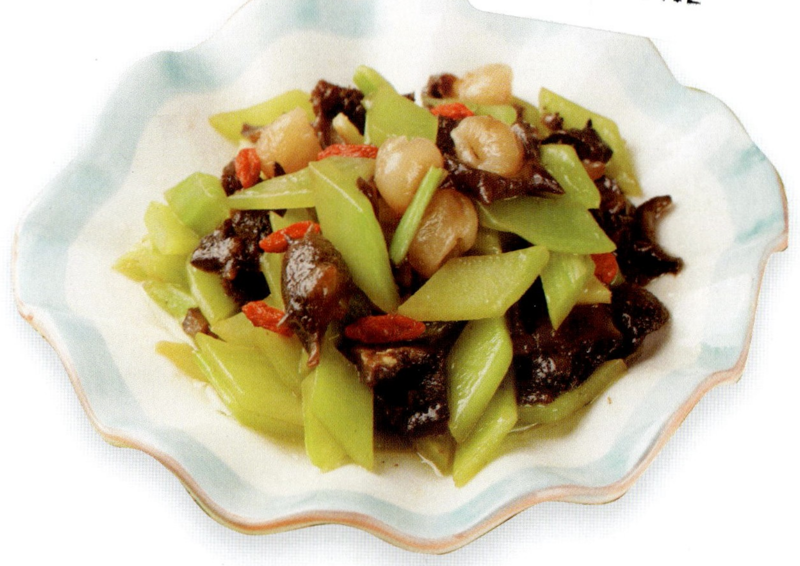

黑龙江出版集团
黑龙江科学技术出版社

图书在版编目（CIP）数据

中老年人这样吃最健康/柴瑞震主编. —哈尔滨：黑龙江科学技术出版社，2014.7
ISBN 978-7-5388-7926-1

Ⅰ.①中… Ⅱ.①柴… Ⅲ.①中年人－保健－食物疗法②老年人－保健－食物疗法 Ⅳ.①R247.1

中国版本图书馆CIP数据核字(2014)第170382号

中老年人这样吃最健康

ZHONGLAONIANREN ZHEYANGCHI ZUIJIANKANG

主　　编　柴瑞震
责任编辑　杨晓杰　孙鹏
封面设计　伍　丽
出　　版　黑龙江科学技术出版社
　　　　　地址：哈尔滨市南岗区建设街41号 邮编：150001
　　　　　电话：(0451)53642106　传真：(0451)53642143
　　　　　网址：www.lkcbs.cn　www.lkpub.cn
发　　行　全国新华书店
印　　刷　深圳市彩美印刷有限公司
开　　本　635 mm×1020 mm　1/16
印　　张　8
字　　数　80千字
版　　次　2014年12月第1版　2014年12月第1次印刷
书　　号　ISBN 978-7-5388-7926-1/R·2532
定　　价　19.90元

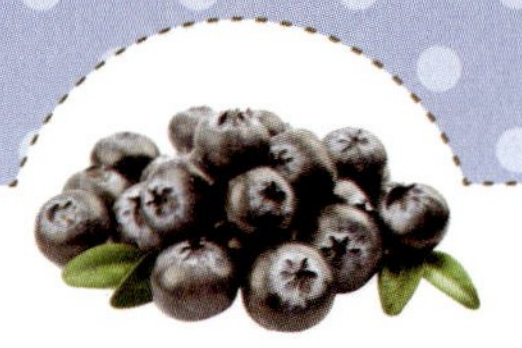
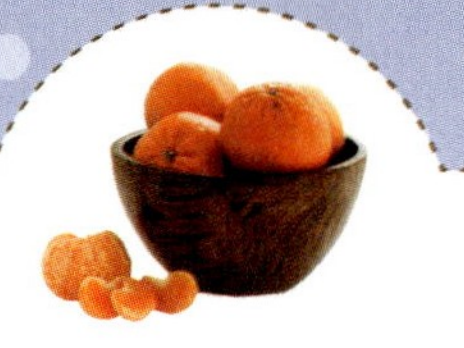
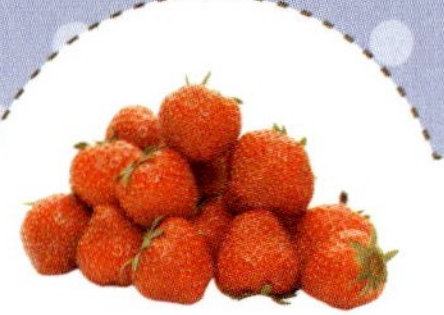

Contents 目录

Part 1 中老年人饮食与健康

中老年人日常饮食常识......002

中老年人一日三餐巧安排....002

中老年人饮食原则......003

中老年人饮食宜忌......004

中老年人所需营养素...007

蛋白质......007

脂肪......008

碳水化合物......008

膳食纤维......009

维生素A......009

维生素B_1......010

维生素B_2......011

维生素B_6......011

维生素B_{12}......011

维生素C......011

维生素D......012

维生素E......012

维生素K......012

维生素P......012

钙......013

铁......013

锌......013

中老年人慎吃食物......014

酸性、高糖类水果......014

高脂肪、高热量肉类......014

高盐、高热量腌熏类食品....015

油多、高热量油炸烘烤类食物......015

难消化、高钠海鲜类食物....016

性热、高热量调料......016

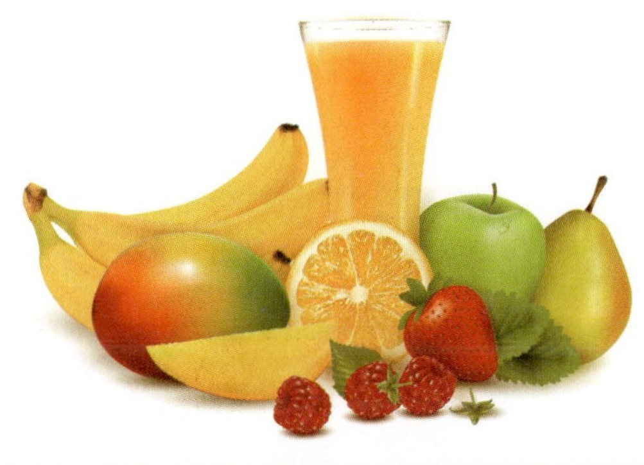

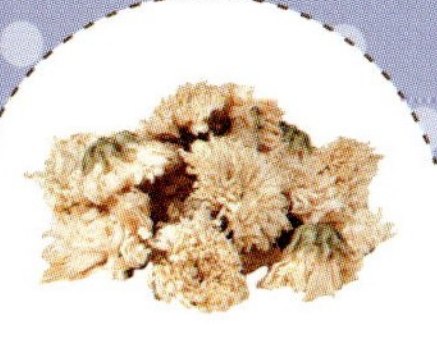
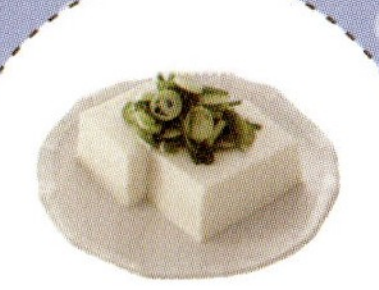
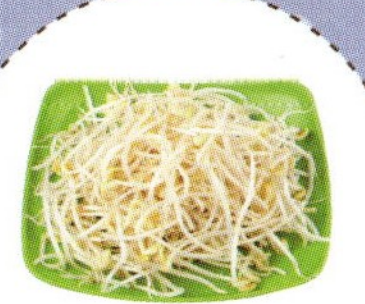

Part 2 中老年人保健食物这样吃

猪肚……018
荷兰豆炒猪肚……018
西红柿猪肚汤……019
党参猪肚汤……019
牛肉……020
彩椒牛肉丝……020
西芹牛肉卷……021
韭菜炒牛肉……021
兔肉……022
兔肉萝卜煲……022
鸭肉……023
黄豆马蹄鸭肉汤……023
泥鳅……024
砂锅泥鳅豆腐汤……024
鳝鱼……025
绿豆芽炒鳝丝……025
鲫鱼……026
山药蒸鲫鱼……026
黄花菜鲫鱼汤……027
川贝鲫鱼汤……027
虾……028
软熘虾仁腰花……028
猕猴桃炒虾球……029
清炒时蔬鲜虾……029
牡蛎……030
韭黄炒牡蛎……030
牡蛎粥……031
煎牡蛎鸡蛋饼……031
干贝……032
干贝烧海参……032
韭菜炒干贝……033
菠菜干贝脊骨汤……033
海参……034
葱爆海参……034
桂圆炒海参……035
参杞烧海参……035
海带……036
海带牛肉卷……036
海带拌彩椒……037

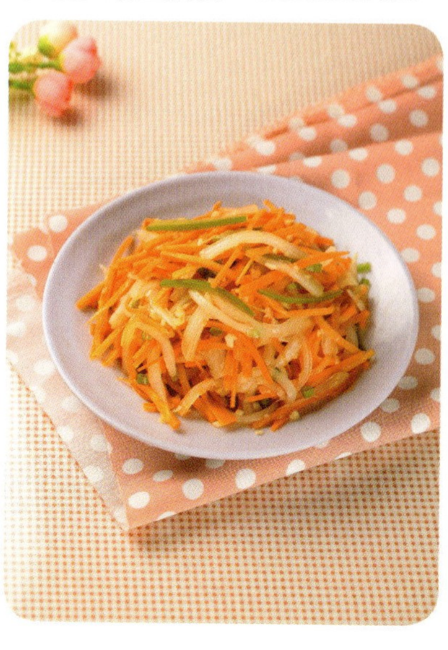

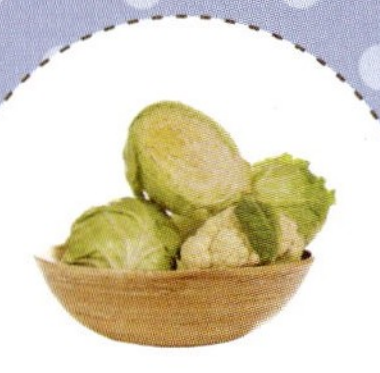
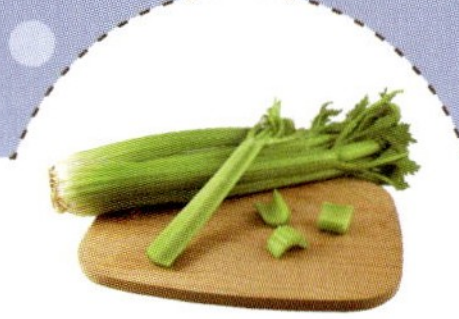
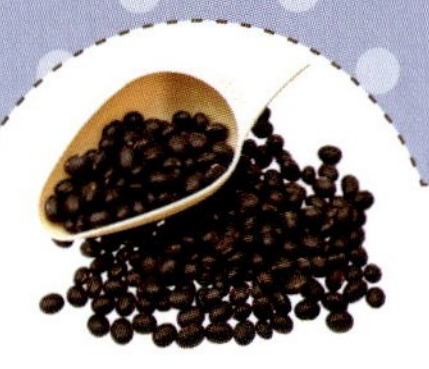

芹菜拌海带丝......................037

紫菜............................038

红烧紫菜豆腐......................038

紫菜凉拌白菜心....................039

紫菜包饭..........................039

银耳............................040

雪莲果百合银耳糖水................040

胡萝卜银耳汤......................041

紫薯百合银耳羹....................041

黑木耳..........................042

木耳炒腰花........................042

甜椒紫甘蓝拌木耳..................043

山药木耳炒核桃仁..................043

鸡蛋............................044

豌豆苗鸡蛋汤......................044

土豆丝摊鸡蛋......................045

木耳鸡蛋西蓝花....................045

白菜............................046

口蘑烧白菜........................046

白菜梗拌胡萝卜丝..................047

腰果葱油白菜心....................047

包菜............................048

肉末包菜..........................048

包菜炒肉丝........................049

紫甘蓝包菜汁......................049

上海青..........................050

上海青炒鸡片......................050

香菇蛋花上海青粥..................051

上海青氽猪肉丸....................051

西蓝花..........................052

椰香西蓝花........................052

西蓝花土豆泥......................053

西蓝花炒什蔬......................053

冬瓜............................054

淮山冬瓜汤........................054

海带冬瓜烧排骨....................055

冬瓜银耳莲子汤....................055

茭白............................056

茭白烧黄豆........................056

紫甘蓝拌茭白......................057

茭白鸡丁..........................057

菠菜............................058

菠菜炒猪肝........................058

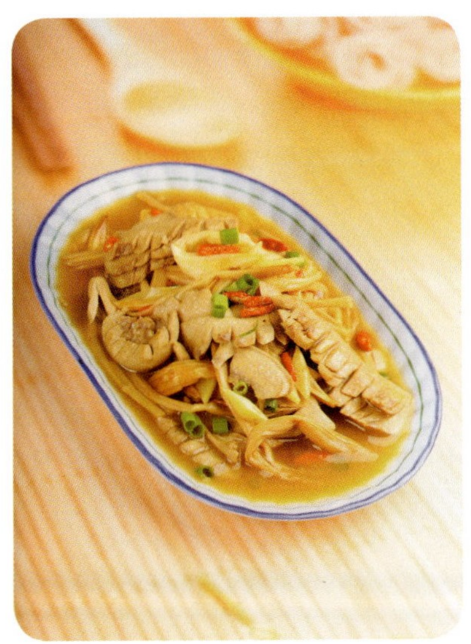

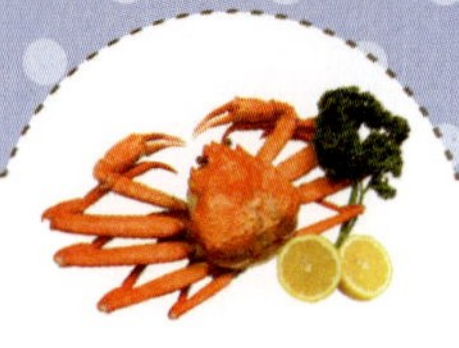
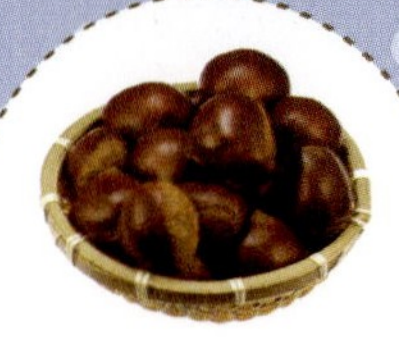
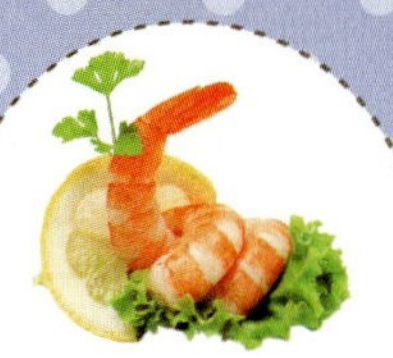

芝麻洋葱拌菠菜……059
菠菜胡萝卜蛋饼……059
白萝卜……060
蜜蒸白萝卜……060
杏仁百合白萝卜汤……061
红枣白萝卜猪蹄汤……061
西红柿……062
西红柿生鱼豆腐汤……062
西红柿炒包菜……063
西红柿芹菜汁……063
南瓜……064
紫米南瓜粥……064
鸡肉拌南瓜……065
肉末南瓜土豆泥……065
芦笋……066
芦笋腰果炒墨鱼……066

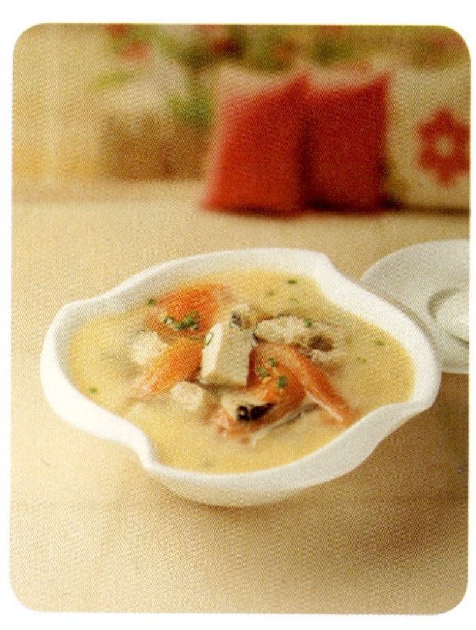

彩椒炒芦笋……067
芦笋金针……067
黄花菜……068
西芹黄花菜炒肉丝……068
黄花菜鸡蛋汤……069
黄花菜枸杞猪腰汤……069
山药……070
山药炖猪小肚……070
山药南瓜粥……071
山药蛋泥……071
香菇……072
鳕鱼香菇生菜……072
香菇苋菜……073
芥蓝腰果炒香菇……073
金针菇……074
金针菇炒肚丝……074
鲜鱿鱼炒金针菇……075
菠菜拌金针菇……075
燕麦……076
南瓜燕麦粥……076
奶香红豆燕麦饭……077
糙米燕麦饭……077
小米……078
小米香豆蛋饼……078
小米黄豆粥……079
小米豌豆杂粮饭……079

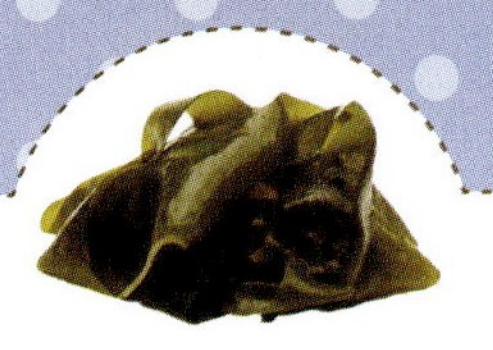
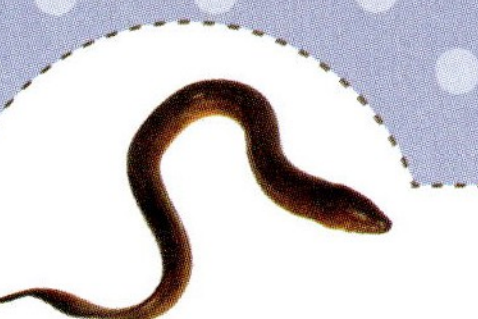
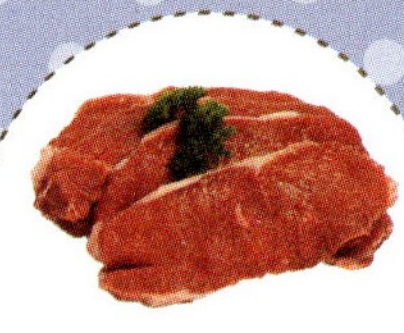

黄豆……080

醋泡黄豆……080

芹菜炒黄豆……081

黄豆蛤蜊豆腐汤……081

桂圆……082

桂圆酸枣仁红枣饮……082

桂圆炒鸡蛋……083

白果桂圆炒虾仁……083

核桃……084

核桃枸杞肉丁……084

韭菜炒核桃仁……085

核桃豆浆……085

腰果……086

榛子腰果酸奶……086

西芹腰果虾仁……087

玉米腰果火腿丁……087

芝麻……088

核桃黑芝麻酸奶……088

芝麻带鱼……089

芝麻土豆丝……089

牛奶……090

蓝莓牛奶西米露……090

花生银耳牛奶……091

苦瓜牛奶汁……091

莲子……092

瘦肉莲子汤……092

松仁……093

莲子松仁玉米……093

菠萝……094

菠萝炒鸭丁……094

苹果……095

芹菜苹果汁……095

橙子……096

酸甜莲藕橙子汁……096

香蕉……097

香蕉葡萄汁……097

杨桃……098

杨桃甜橙木瓜沙拉……098

桑葚……099

桑葚黑芝麻糊……099

猕猴桃……100

黄瓜猕猴桃汁……100

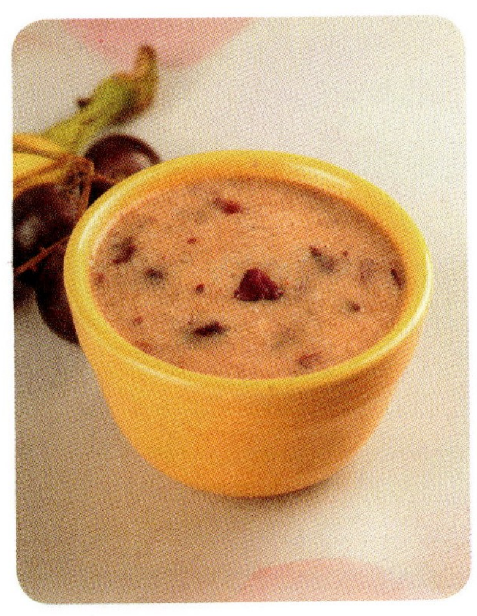

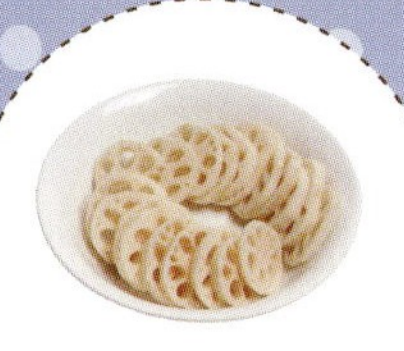
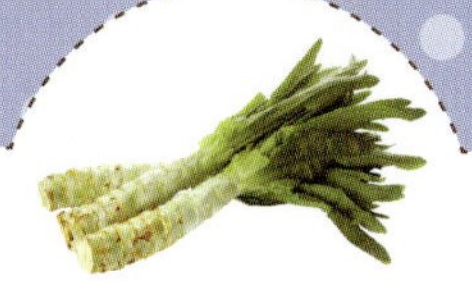
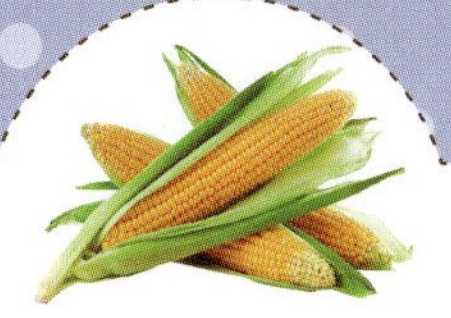

Part 3 中老年人常见病这样吃

便秘……102
包菜苹果蜂蜜汁……102
骨质疏松……103
黄芪飘香猪骨汤……103
高血压……104
芹菜汁……104
高血脂……105
酿冬瓜……105
糖尿病……106
蜜汁苦瓜……106
冠心病……107
西芹烧豆腐……107
中风……108
灵芝红枣瘦肉汤……108
脑梗死……109
山楂菊花茶……109
脂肪肝……110
山楂薏米水……110
肝硬化……111
清炖甲鱼……111
胆囊炎……112
枸杞红枣芹菜汤……112
坐骨神经痛……113
牛奶桂圆燕麦西米粥……113
风湿性关节炎……114
丝瓜瘦肉粥……114
阿尔茨海默病……115
核桃枸杞粥……115
前列腺增生……116
桑葚粥……116
中老年肥胖……117
山楂玉米粒……117
痛风……118
彩椒炒绿豆芽……118
失眠……119
百合莲子绿豆浆……119
老年性皮肤瘙痒症……120
蒜蓉马齿苋……120

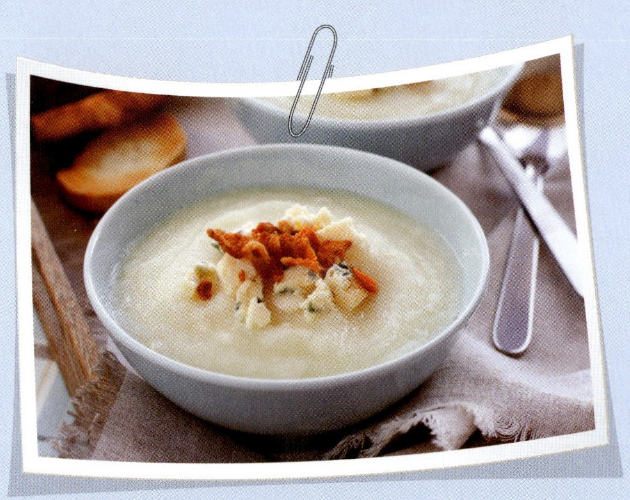

Part 1 中老年人饮食与健康

随着年龄的增长，中老年人的免疫力逐渐减退，身体各项功能也逐渐下降。因此，中老年人要尤其注意日常保健。俗话说病从口入，在日常保健的众多注意事项中，饮食就变得非常重要。只要饮食调理得法，就会身体健壮，精神好，百病也就自然而然远离你。那么，中老年朋友们应如何通过健康、科学的饮食保健身体、延年益寿呢？本章就为你一一讲解。

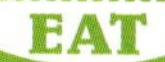

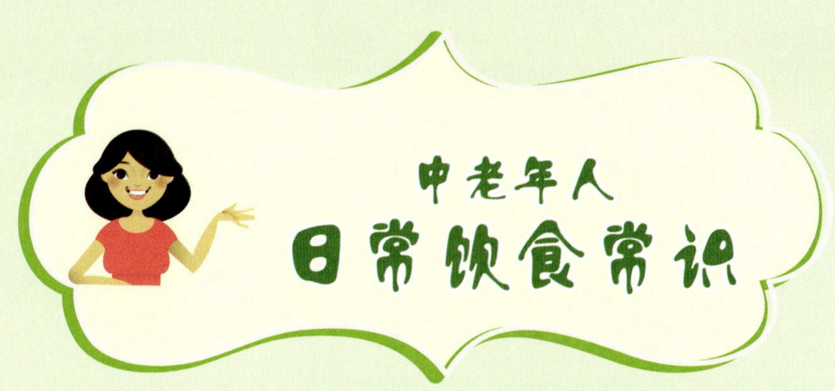

人到中老年时身体各器官功能均有不同程度的衰退，比如消化吸收功能会下降，对食物的需求量也会减少。因此，热能的摄入量也要相应减少，这样才能防止肥胖导致的各种慢性疾病。那么日常生活的饮食要怎么安排呢？

●中老年人一日三餐巧安排

早餐

中老年人早餐的最佳时间在7:00～9:00。因为人在睡眠时，绝大部分器官得到了充分休息，只有消化系统仍在工作，到早晨才渐渐进入休息状态。所以早晨需要2～3个小时，消化系统才能再次恢复正常功能。中老年人各个组织器官的功能都已经逐渐衰弱，如果过早进食早餐，使消化系统长期处于疲劳应战的状态，扰乱肠胃的蠕动节奏，机体的能量被转移用来消化食物，自然循环受到干扰，代谢物不能及时排出，积存在体内则会成为各种老年疾病的诱发因子。

早餐食物的选择应当以软为主。因为中老年人早上的胃肠功能不佳，食欲也不佳，故不宜进食油腻、煎炸、干硬及刺激性食物，否则容易导致消化不良。主食一般吃含淀粉的食物，如馒头、豆包、玉米面窝头等，还要适当地增加一些含蛋白质丰富的食物，如牛奶、豆浆、鸡蛋等，以及富含维生素C的食物，如蔬菜、果汁等，从而补充晚上睡眠时间流失的营养成分。

同时早餐也不宜吃得过饱，饮食过量会超过胃肠的消化能力，食物便不能被消化吸收，久而久之，会使消化功能下降，胃肠功能发生障碍而引起胃肠疾病。另外，大量的食物残渣贮存在大肠中，被大肠中的细菌分解，其中蛋白质的分解物苯酚等会经肠壁进入人体血液中，对人体十分有害，并容易使中老年人患血管疾病。因此，早餐不可不吃，但也不可吃得过饱。

午餐

午餐起到“承上启下”的作用，既要补充早餐后4~5个小时的能量消耗，又要为下午3~4个小时的生活做好必要的营养储备。如果不吃好午餐，特别是下午3~5点容易出现明显的低血糖反应，表现为头晕、嗜睡，甚至心慌、出虚汗等，严重的还会导致昏迷。因此，午餐应该吃好、吃饱。

午餐所提供的能量应占全天总能量的35%，这些能量应来自足够的主食、适量的肉类、油脂和蔬菜。与早餐一样，午餐也不能吃得过于油腻。

晚餐

晚餐至少要在睡前两个小时进行。如果晚餐吃得过多、过饱，多余的热量会合成脂肪在人体内贮存，易使人发胖。晚餐摄入的热量不应超过全天摄入的总热量的30%，这对于防止和控制发胖来说至关重要。

如果晚餐吃得过饱，鼓胀的胃肠会对周围的器官造成压迫，使大脑相应部位的细胞活跃起来，诱发各种各样的梦。噩梦常使人疲劳，甚至会引起神经衰弱等疾病。晚餐吃得过好过饱，加上饮酒过多，很容易诱发急性胰腺炎，使人在睡眠中休克。如果长期晚餐过饱，反复刺激胰岛素大量分泌，还有可能引发糖尿病。

●中老年人饮食原则

随着年龄的逐渐增加，心血管系统和其他器官的功能开始退化，中老年人的消化功能也发生了变化，因此饮食当然也要改变。中老年人只有选择正确的饮食方法，才能保持身体的健康。

饮食宜热

中老年人胃肠黏膜已发生退行性变化，胃酸及各种消化酶的分泌逐步减少，使消化功能下降。中老年人如果过食生冷，可引起胃壁血管收缩，供血减少，并反射性引起其他内脏血循环量减少，不利健康。因此，中老年人的饮食应稍热一些，以适口为宜。

饭菜宜香

中老年人味觉、食欲较差，吃东西经常觉得没有味道。因此，为中老年人做饭菜要注意色、香、味的搭配，以提高中老年人的食欲。

蔬菜宜多

中老年人要大量摄入新鲜蔬菜、水果。它们不仅含有丰富的维生素C和矿物质，还有较多的膳食纤维，对保护心血管和防癌、预防便秘有重要的作用。

吃饭要按时

进餐时间按时吃饭，才能保证体内血糖维持在正常水平。从中医的角度讲，上午7点到9点是胃经当令的时候，早饭最好安排在这个时间。因此晚饭也尽量早吃，晚餐吃得太晚，不仅影响睡眠，而且容易引起尿路结石。

食物宜杂

在饮食搭配上，要注意品种多样。单一摄入某一类食物会造成营养元素的缺失。因此，多种食物合理搭配有利于各种营养的互补和吸收。

食物宜软

中老年人牙齿常有松动和脱落，咀嚼肌变弱，消化液和消化酶分泌量减少，胃肠消化功能降低，因此，饭菜质地以软烂为好，可采用蒸、煮、炖、烩等烹调方法。选择的食物尽量避免纤维较粗、不宜咀嚼的食品。

选择优质蛋白

中老年人体内代谢以分解代谢为主，需用较多的蛋白质来补偿组织蛋白的消耗。因此，中老年人应多吃鱼肉、羊肉、牛肉及豆类制品，这些食品所含的蛋白质均属优质蛋白，营养丰富容易消化。

食量宜少

中老年人由于咀嚼能力和吞咽能力的减弱，以及食欲的降低，每餐都吃不了多少东西，加上进食时间拖得较长，很多中老年人的日常三餐都不能定量，也就无法达到身体必需的食物需求。因此，为了每天摄取足够的热量和营养，可以在三次主餐之间加餐，把每天的饮食分成五餐或六餐，实行少量多餐。

饮食清淡、少盐

加工食物的时候，要选择用油少的烹调方式，如蒸、煮、炖、焯，避免摄入过多的脂肪导致肥胖。少用含钠高的酱料，避免过多的钠摄入引起高血压。

●中老年人饮食宜忌

日常饮食中，中老年人除了要合理安排一日三餐和熟知饮食规则外，对于饮食习惯也要非常注意。哪些饮食习惯宜坚持，哪些饮食习惯应摒弃，哪些食物要多吃，哪些食物不宜多吃，这些都非常重要。下面重点针对这个问题，根据中老年人的生理变化和营养需求，分别列举中老年人在日常饮食中的宜与忌。

中老年人宜少吃多餐

由于年龄的增长，机体的退化，中老年人咀嚼能力和吞咽能力的减弱，食欲降低，每餐都进食较少，加上进食时间拖得较长，很多中老年人的日常三餐都不能定量，无法满足身体每日所必需的营养元素。因此，为了满足每天摄取足够的热量和营养，可以在三次主餐之间加餐，把每天的饮食分成五餐或者六餐进行，实现少吃多餐。

中老年人宜补充植物性蛋白质

动物性蛋白质的食物含有的胆固醇和饱和脂肪酸较高，中老年人在摄取动物性蛋白质的同时，也会吸收很多胆固醇和脂肪酸，这对于健康是不利的。而植物性蛋白质的胆固醇和脂肪酸的含量相对很少，因此，中老年人应限制动物性蛋白质食物的摄取量，在饮食中添加富含植物性蛋白质的食物来补充营养。

中老年人宜吃些健脾益肾的食物

中老年人五脏虚弱，气血不足，所以调补脾肾显得尤为重要。健脾补肾对延缓衰老、增强脏腑功能都有积极作用，特别对平素脾胃虚弱的中老年人更为有益。日常生活中的食物，诸如山药、茯苓、红枣、芡实、糯米、黑米、高粱、燕麦等都具有健脾补气的作用，适宜常吃。

此外，根据阴虚、阳虚的不同，补肾又分为补肾益精和补益肾气两种。日常生活中常用的补肾益精的食物包括海参、牡蛎肉、淡菜、黑芝麻、桑葚等；补益肾气的食物有核桃肉、冬虫夏草、莲子、猪肾、虾等。补肾可与补脾同时进行，即所谓的“补先天以养后天”。

中老年人宜每天吃适量的水果

水果除了能补充人体所需要的多种维生素外，还含有丰富的膳食纤维，既可以促进胃肠蠕动和消化腺分泌，又能有效地预防肠癌。所以，中老年人每日适量吃些水果是非常有益的。

中老年人宜每天饮用奶制品

牛奶及其制品是钙的最好食物来源，中老年人每天饮用适量的奶类有利于预防骨质疏松和骨折。

中老年人宜补充适量的豆制品

大豆及其制品不但蛋白质丰富，其丰富的生物活性物质大豆异黄酮和大豆皂苷对中老年妇女尤其重要，可以抑制体内脂质过氧化，增加冠状动脉和脑血流量，预防和治疗心脑血管疾病和骨质疏松症。

中老年人宜多食用藻类食品

海藻类食品含有的优质蛋白质和不饱和脂肪酸，正是糖尿病、高血压、心脏病患者所需要的。如海带中的甘露醇有脱水、利尿的作用，紫菜中的牛磺酸可防中老年人的大脑衰老。此外，海藻类食品还能滤除锶、镭、镉、铅等致癌物质，有预防癌症的功效，中老年人不妨多食用。

中老年人忌冷食

很多人都喜欢夏季喝些冷饮。吃些冷食有助于防暑降温和改善食欲，但是中老年人胃肠黏膜已发生退行性变化，胃酸及各种消化酶的分泌逐步减少，消化功能下降。经常吃冷饮、冷食会引起胃黏膜血管收缩，胃液分泌减少，导致食欲下降和消化不良。低温还可引起心脏冠状动脉痉挛，导致心肌缺血缺氧，诱发心绞痛等症。因此，中老年人要根据自己的情况，尽量不吃冷饮冷食。

中老年人忌油脂摄取过多

鉴于中老年人身体的特殊性，饮食上摄取的油脂要以植物油为主，动物性油脂（猪油、牛油等）尽量少吃，最好是多元不饱和脂肪（玉米油、橄榄油等）和单元不饱和脂肪（花生油、葵花子油、粟米油等）交替食用，以保证各种脂肪酸的均衡摄入。甜点糕饼类的零食属于高脂肪食物，油脂含量很高，中老年人应该少吃。另外，烹调食物时，要尽量避免油炸的方式。因为，多元不饱和脂肪酸在油炸高温下，最容易被氧化变性。而偏偏多元不饱和脂肪酸又是人体细胞膜的重要原料之一。

中老年人忌常吃精米、精面

现代人生活水平提高，食物也变得越来越精细。精米、精面中的纤维素减少，营养价值也大大降低。而在膳食中缺乏食物纤维，是导致结肠癌、高胆固醇血症、糖尿病，以及便秘、痔疮等病的直接或间接病因。因此，中老年人更需要食用“完整食品”，即未经过细加工的食品或经过部分加工的食品。

中老年人忌暴饮暴食

由于中老年人的消化功能减退，新陈代谢减慢，血管弹性变弱，很多人都患有动脉硬化，尤其经不起暴饮暴食所带来的危害。暴饮暴食会加重肠胃负担，引起消化不良，还容易发生心绞痛或诱发心肌梗死。所以，中老年人宜细嚼慢咽。细嚼慢咽既有助于食物消化吸收，又可避免引起哽噎呛咳。

中老年人饮食速度宜缓

细嚼慢咽有利于消化、吸收。充分地咀嚼食物，可以促进口腔内各种酶的分解，同时也减轻了肠胃的负担。尤其在吃鱼时更要注意。由于鱼肉肉质松软、细嫩，容易咀嚼、消化和吸收，蛋白质含量高、脂肪含量低，是中老年人的首选食品。但鱼刺的问题限制了许多中老年人的食用。解决好这一问题，首先要选鱼刺较少的鱼类，吃鱼时，最好不要与米饭、馒头同时吃。

中老年人忌“饭后一杯茶”

许多中老年人有饭后饮茶的习惯。据科学家的实验证明，饭后饮用15克茶叶冲泡的茶水，会使食物中的铁吸收降低50%。茶叶中含有较多的酸和茶碱，酸进入肠胃道以后，会抑制胃液和肠液的分泌。刚吃过饭，胃内装满食物，胃液正在分泌，大量茶水入胃会冲淡胃液，影响消化。同时，还加重了胃的负担，使腹压增加，对心脏也不利。

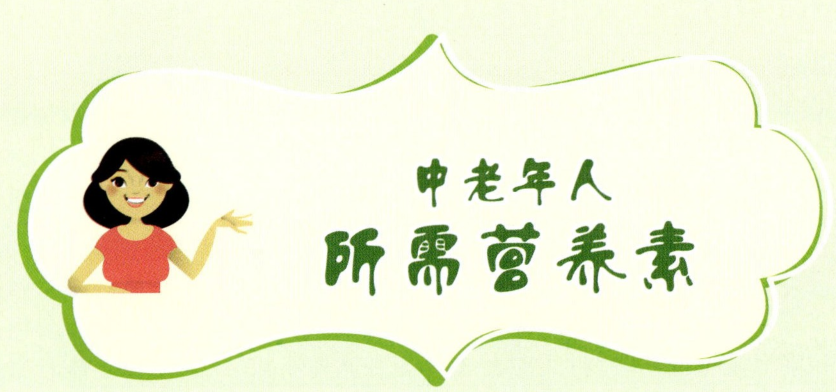

中老年人新陈代谢减慢，身体对食物的摄取量也会随之减少，伴随而来的就是一些营养元素的匮乏。那么，哪些元素是必需的，它们又有哪些作用，需要从哪些食物中摄取，每次的摄入量以多少为宜呢？

●蛋白质

蛋白质的作用

蛋白质是人体的重要成分之一，约占人体重量的18%。食物蛋白质中的各种必需氨基酸的比例越接近人体蛋白质的组成成分，越易被人体消化吸收，其营养价值就越高。一般来说，动物性蛋白质在各种必需氨基酸组成的相互比例上接近人体蛋白质，属于优质蛋白质。

蛋白质是人体组织更新和修补的主要原料。随着年龄的增长，中老年人体内蛋白质的分解代谢会逐步增加，合成代谢会逐步减少。因而，中老年人适当补充蛋白质，对于维持机体正常代谢，补偿组织蛋白消耗，增强机体抵抗力，具有重要的作用。

食物来源

蛋白质的主要来源是肉、蛋、奶和豆类食品。含蛋白质多的食物包括：畜肉类，如牛、羊、猪等；禽肉类，如鸡、鸭等；海鲜类，如鱼、虾等；蛋类，如鸡蛋、鸭蛋等；奶类，如牛奶、羊奶等；豆类，如黄豆、黑豆等。其中黄豆类的营养价值最高。此外，芝麻、瓜子、核桃、杏仁、松子等干果类食品的蛋白质含量也很高。

建议摄取量

在70岁以前，中老年人每天对蛋白质的摄取量应不低于50克，男性每天为75克，女性为65克，大致与成年期持平。但70岁之后，中老年人就应该适当减少蛋白质的摄取量。

●脂肪

脂肪的作用

脂类是油、脂肪、类脂的总称。中老年人身体内部的消化、新陈代谢要有能量的支持才能完成，这个能量的供应者就是脂肪。脂肪为人体储存并供给能量，保持体温恒定及缓冲外界压力，保护内脏，是身体活动所需能量的最主要来源。中老年人脂肪量以占总能量的20%～25%为宜，不能超过30%。

脂肪酸分为饱和脂肪酸和不饱和脂肪酸两大类。亚麻油酸、次亚麻油酸、花生四烯酸等均属在人体内不能合成的不饱和脂肪酸，只能由食物供给，又称作必需脂肪酸。必需脂肪酸主要含在植物油中。中老年人膳食脂肪中饱和脂肪酸、单不饱和脂肪酸和多不饱和脂肪酸的比例以1∶1∶1或1∶1.5∶1为宜。

食物来源

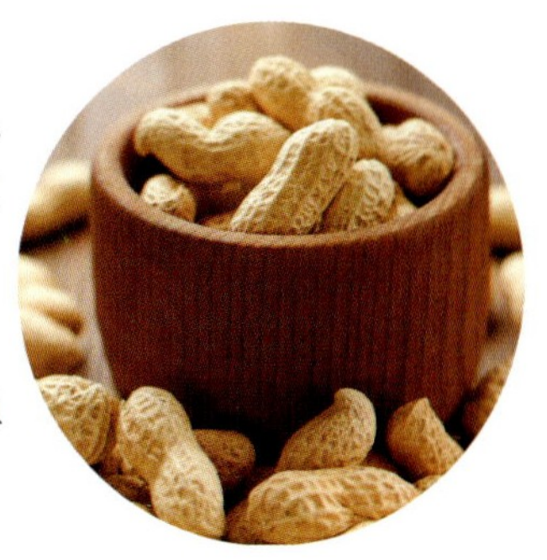

富含脂肪的食物有花生、芝麻、坚果、蛋黄、动物类皮肉、花生油、豆油等。中老年人可摄取脂肪提供的热量占热量总量的17%～20%。最重要的是，要多选择含不饱和脂肪酸较多的油脂，因为它可以降低血中胆固醇的含量，并且维持血液、动脉和神经健康。

建议摄取量

因为脂肪可以被人体储存，所以中老年人不需要刻意增加摄入量，只需要按平常的量摄取即可，每日大约为20克。

●碳水化合物

碳水化合物的作用

碳水化合物也称为糖类化合物，由碳、氢、氧三种元素组成，是自然界存在最多、分布最广的一类重要的有机化合物。葡萄糖、蔗糖、淀粉、纤维素等都属于糖类化合物。碳水化合物是人类从食物中取得能量最经济和最主要的来源。它具有维持心脏功能和正常活动、节省蛋白质、维持脑细胞正常功能、为机体提供热能及保肝解毒等作用。

食物中的碳水化合物大致可以分成两类：一类是人可以吸收利用的有效碳水化合物，如单糖、双糖和多糖，另一类是人体不能消化的无效碳水化合物如纤维素。糖类化合物是一切生物体维持生命活动所需能量的主要来源。它不仅是营养物质，而且有些还具有特殊的生理活性。例如，肝脏中的肝素有抗凝血作用。

食物来源

碳水化合物的食物来源包括粗粮、杂粮、蔬菜及水果几大类，具体有大米、小米、小麦、西瓜、葡萄、核桃、杏仁、榛子、胡萝卜、红薯、蜂蜜等。

建议摄取量

由于中老年人体内胰岛素对血糖的调节功能降低，食糖过多容易导致血糖升高、血脂增加。膳食中碳水化合物比例过高，会引起蛋白质和脂肪的摄入减少，对机体造成不良后果。热量摄入过多，也会导致体重增加，产生各种慢性疾病。所以，建议中老年人对碳水化合物的摄取量为每日150～250克，需要根据具体情况做适当增减。

●膳食纤维

膳食纤维的作用

膳食纤维是一般不易被消化的食物营养素，主要来自于植物的细胞壁，包含纤维素、半纤维素、树脂、果胶及木质素等。膳食纤维是人们健康饮食不可缺少的，纤维在保持消化系统健康上扮演着重要的角色，同时摄取足够的纤维也可以预防心血管疾病、癌症、糖尿病及其他疾病。

膳食纤维有增加肠道蠕动、减少有害物质对肠道壁的侵害、促进大便的通畅、减少便秘及其他肠道疾病的发生和增强食欲的作用，同时膳食纤维还能降低胆固醇以减少心血管疾病的发生、阻碍糖类被快速吸收以减缓血糖蹿升。

食物来源

常见的水溶性纤维包括大麦、豆类、胡萝卜、柑橘、燕麦等；非水溶性纤维包括纤维素、木质素和来自食物中的小麦糠、玉米糠、果皮和根茎蔬菜。

建议摄取量

中老年性便秘是中老年人比较苦恼的常见病。因此，中老年人不可忽视膳食纤维的摄入。每日摄入量以15～20克为宜。

●维生素A

维生素A的作用

维生素A的化学名为视黄醇，又叫抗干眼病维生素，是最早被发现的一种维生素，属于脂溶性物质维生素，主要存在于海产鱼类肝脏中。维生素A有两种，一种是维生素A醇，是最初的维生素A形态（只存在于动物性食物中）；另一种是β-胡萝卜素，在体内转变为维生素A的预成物质（可从植物性及动物性食物中摄取）。

维生素A具有维持人的正常视力、维护上皮组织细胞的健康和促进免疫球蛋白的合成的功能。免疫球蛋白是一种糖蛋白，维生素A能促进该蛋白的合成，对于机体免疫功能有重要影响，缺乏时，细胞免疫呈现下降。维生素A还具有维持上皮组织健全的功能，可保持皮肤、骨骼、牙齿、毛发健康生长，能促进生殖功能的良好发展，还对预防心血管疾病、肿瘤以及延缓衰老有重要意义。

食物来源

富含维生素A的食物有鱼肝油、牛奶、蜂蜜、芒果、木瓜、香蕉、胡萝卜、西蓝花、禽蛋、大白菜、西红柿、南瓜、韭菜、绿豆、芹菜、菠菜等。

建议摄取量

男性中老年人维生素A每日摄入量建议为800微克，女性中老年人建议每日摄入量为700微克。维生素A不宜长期大剂量摄入，否则会使肝脏受到损害，还会导致其他疾病。

●维生素B_1

维生素B_1的作用

维生素B_1又称硫胺素或抗神经炎素，是人体内物质与能量代谢的关键物质，具有调节神经系统生理活动的作用。维生素B_1是人体能量代谢，特别是糖代谢所必需的，故人体对硫胺的需要量通常与摄取的热量有关。当人体的能量主要来源于糖类时，维生素B_1的需要量最大。中老年人需要充足的水溶性维生素，尤其是维生素B_1来维持良好的食欲与肠道的正常蠕动，以及促进消化。

食物来源

富含维生素B_1的食物有谷类、豆类、干果类、硬壳果类，其中尤以谷类的表皮部分含量更高，所以谷类加工时碾磨精度不宜过细。蛋类及绿叶蔬菜中维生素B_1的含量也较高。

建议摄取量

中老年人适当地补充一些维生素B_1可预防脚气病，并能增加食欲。维生素B_1推荐摄入量为每日1.3毫克。每天服用超过5毫克时，偶尔会出现发抖、疱疹、水肿、神经质、心跳增快及过敏等不良反应。

●维生素B_2

维生素B_2的作用

维生素B_2又叫核黄素，在碳水化合物、蛋白质和脂肪的代谢中起重要作用，可促进生长发育，维护皮肤和细胞膜的完整性，还能保护皮肤毛囊黏膜及皮脂腺，消除口舌炎症，增进视力，减轻眼睛疲劳。

食物来源

维生素B_2的食物来源有奶类、蛋类、鱼类、肉类、谷类、新鲜蔬菜与水果等动植物食物中。只要不偏食、不挑食，中老年人一般不会缺乏维生素B_2。

建议摄取量

每天1.2～1.4毫克，摄取过多可能引起不适，需要每天补充。

●维生素B_6

维生素B_6的作用

维生素B_6不仅有助于体内蛋白质、脂肪和碳水化合物的代谢，还能帮助转换氨基酸，形成新的红细胞、抗体和神经传递质，能调节体液，稳定神经系统，维持骨骼肌肉的正常功能，并有利尿的作用。此外，维生素B_6还能降低血中胆固醇的含量，有预防动脉粥样硬化的作用。

食物来源

维生素B_6的食物来源很广泛，如绿叶蔬菜、黄豆、糙米、蛋、金枪鱼、香蕉、牛肉等。

建议摄取量

建议每日摄取2毫克。

●维生素B_{12}

维生素B_{12}的作用

维生素B_{12}有预防贫血和维护神经系统健康的作用，还可有效预防中老年痴呆、抑郁症等疾病，对保持中老年人身体健康起着非常重要的作用。

食物来源

维生素B_{12}主要来源于肉类及其制品，包括动物内脏、鱼类、禽类、贝壳类软体动物、蛋类、乳及乳制品，各类发酵食物中也含有少量维生素B_{12}。

建议摄取量

中老年人每日摄入维生素B_{12}的推荐量为2.4微克。维生素B_{12}摄入过多还可导致叶酸的缺乏。

●维生素C

维生素C的作用

维生素C可以促进伤口愈合、增强机体抗病能力、改善贫血、提高免疫力等。维生素C还是眼内晶状体的营养要素，白内障患者应多补充维生素C。

食物来源

维生素C主要来源于新鲜蔬菜和水果，如柑橘、草莓、猕猴桃、枣、西红柿、白菜、青椒等。蔬菜中有光合作用的叶部含量最高。

建议摄取量

中老年人每日应摄入100毫克维生素C。维生素C是水溶性维生素，所以摄入量在1000毫克内，一般不会伤害身体，可以通过尿液排出。

●维生素D

维生素D的作用

维生素D是钙磷代谢的重要调节因子之一，可以提高机体对钙、磷的吸收，促进生长和骨骼钙化，维持血液中柠檬酸盐的正常水平。

食物来源

维生素D的来源较少，主要有鱼肝油、沙丁鱼、小鱼干、动物肝脏和蛋类，其中，鱼肝油是最丰富的来源。另外，通过晒太阳也能获得人体所需的维生素D。

建议摄取量

建议摄入量为每日10微克，可耐受最高摄入量为每日20微克。过量服用会出现不适。

●维生素E

维生素E的作用

维生素E是一种很强的抗氧化剂，可以改善血液循环、保护T淋巴细胞和红细胞、抗自由基氧化、抑制血小板聚集从而降低心肌梗死和脑梗死的危险性。另外它还能保护视力，提高人体免疫力。

食物来源

含有丰富维生素E的食物有核桃、糙米、芝麻、蛋、牛奶、花生、黄豆、玉米、鸡肉、南瓜、西蓝花、杏、蜂蜜，以及坚果类食物、植物油等。

建议摄取量

建议中老年人每日摄入30毫克维生素E。

●维生素K

维生素K的作用

维生素K是促进血液正常凝固及骨骼生长的重要物质，是形成凝血酶原不可缺的物质。它可以减少生理期大量出血，防止内出血及痔疮，还可以预防骨质疏松。

食物来源

鱼肝油、蛋黄、奶酪、海藻、藕、菠菜、甘蓝、莴苣、西蓝花、豌豆、大豆油等均是维生素K很好的食物来源。

建议摄取量

维生素K有助于骨骼中钙质的新陈代谢，对肝脏中凝血物质的形成起着非常重要的作用。建议中老年人每日摄入70～140微克维生素K。

●维生素P

维生素P的作用

维生素P能防止维生素C被氧化而受到破坏，可以增强维生素C的效果。人体无法自身合成维生素P，因此必须从食物中摄取。

食物来源

柑橘类水果、杏、枣、樱桃、茄子、荞麦等，在所有粮食作物、蔬菜、水果中，苦荞中维生素P含量最为丰富。

建议摄取量

建议中老年人每日摄入12毫克维生素P。

钙

钙的作用

钙是人体中最丰富的矿物质，是骨骼和牙齿的主要组成物质。血液、组织液等其他组织中也有一定的钙含量，虽然占人体含钙量不到1%，但对于骨骼的代谢和生命体征的维持有着重要的作用。还可维持肌肉神经的正常兴奋、调节细胞和毛细血管的通透性和强化神经系统的传导功能等。

食物来源

钙的来源很丰富，乳制品：牛、羊奶及其奶粉，乳酪、酸奶；豆类与豆制品：黄豆、毛豆等；海产品：泥鳅、虾、虾米、虾皮等；肉类与禽蛋：羊肉、猪肉等；蔬菜类：黑木耳、蘑菇等；水果与干果类：苹果、黑枣、杏仁、胡桃、南瓜子、花生、莲子等。

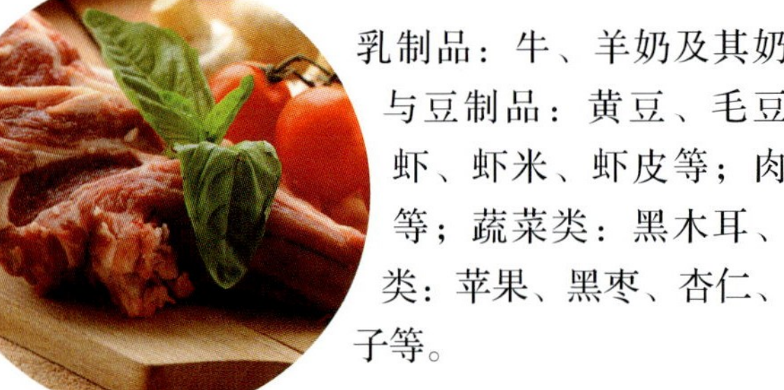

建议摄取量

中老年人由于自身代谢能力减弱，胃肠吸收能力也相对减弱，因此现在大多建议中老年人钙摄入量要多一些，以增进吸收量，建议每日补充1000毫克钙为宜。

铁

铁的作用

铁元素具有造血功能，是构成血红蛋白和肌红蛋白的元素。铁还在血液中起运输氧和营养物质的作用。中老年人缺铁会影响细胞免疫和机体系统功能，降低抵抗力。

食物来源

动物肝脏、肾脏、瘦肉、蛋黄、鸡、鱼、虾、豆类、菠菜、芹菜、油菜、苋菜、荠菜、黄花菜、西红柿、杏、桃、李、葡萄干、红枣、樱桃、核桃等。

建议摄取量

中老年人每日应至少摄入15毫克铁。

锌

锌的作用

锌是一些酶的组成要素，参与人体多种酶活动，参与核酸和蛋白质的合成，能提高人体的免疫功能。此外，锌还能够提高中老年人清除自由基的能力，推迟细胞衰老，延长细胞寿命。

食物来源

含锌较多的食物有牡蛎、瘦肉、西蓝花、蛋、粗粮、核桃、花生、西瓜子、板栗、干贝、榛子、松子、腰果、黄豆、银耳、小米、萝卜、海带、白菜等。

建议摄取量

建议中老年人每日摄入15毫克的锌。

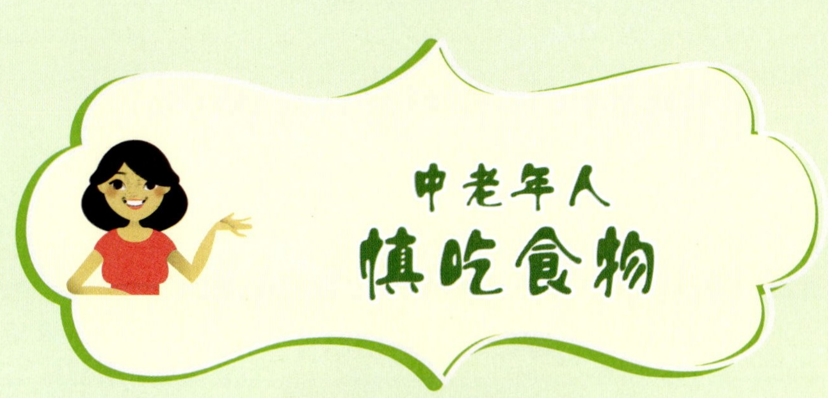

中老年人身体已经不再如年轻时一样健壮，新陈代谢减慢，细胞功能下降，各个系统的功能也有所降低，很容易患上一些疾病。所以中老年人在饮食上必须讲究科学，注意一些饮食禁忌，尤其要注意什么食物要慎吃。

●酸性、高糖类水果

中老年人吃水果对身体健康有好处，但是由于中老年人内脏器官衰老，导致各项生理功能减弱，如消化能力差、肠蠕动减慢、胃黏膜萎缩、胃酸过量等，也常伴有各种疾病的发生，因此不是所有的水果都可以食用，那么哪些水果应该慎食的呢？

经常胃酸的中老年人不宜吃山楂、柠檬、杨梅等有机酸较多的水果。杨梅中富含果酸，对胃黏膜有刺激作用，可凝固蛋白质影响消化吸收，肠胃不好的中老年人应忌食。

有糖尿病、心脏病的中老年人要少吃高糖类水果，如荔枝、香蕉、樱桃、榴莲等。榴莲的含糖量很高，过量的糖分摄入会在体内转化为内源性三酰甘油，使血清三酰甘油浓度升高，故中老年人应尽量少吃，高血脂中老年患者则应尽量不吃。同时榴莲属于高脂水果，含有大量的饱和脂肪酸，多吃会使血液中的总胆固醇含量升高，加重中老年人高血脂病情，导致血管栓塞、血压升高，甚至导致冠心病、中风。

●高脂肪、高热量肉类

肉类是人体摄取营养的重要来源，人体在新陈代谢的过程中每天都需要大量优质蛋白和必需的脂肪酸。但是如果过度摄入，其富含的高脂肪、高热量、高胆固醇、大量饱和脂肪酸也会给身体带来伤害。

猪肉类：肥猪肉、猪内脏都含有较高的脂肪，热量也比较高，长期大量进食，会导致脂肪摄入过多，诱发肥胖，不利于高血压病的老年患者。此外它们还含有大量的饱和脂肪酸和胆固醇，过多摄入可使血管管腔狭窄，血流受阻，使血压升高，不利于血压的控制，并且还有可能导致冠心病。

牛肉类：牛髓、牛肝等。中医认为，大多数的高血脂是由于痰湿瘀阻在中焦所致，而牛髓为滋腻之品，容易助湿生痰，患有高血脂的中老年人食用后会加重病情，不利于身体健康。

羊肉类：羊髓、羊肉、羊肝等。羊髓胆固醇含量极高，患有心血管疾病的中老年人应禁吃。羊肉本身的嘌呤含量虽然不高，但是人们经常喜欢吃火锅搭配羊肉，这样就会摄入更多的嘌呤，对于痛风和高脂血症患者不利。

其他肉类：狗肉、鹅肉、鸡肝、鸡胗、鸭肠等。这些食物中大都含有非常高的蛋白质和胆固醇。如果摄入过多，可在体内转为脂肪堆积，引起肥胖，甚至引起其他心脑血管并发症，不利于中老年人的身体健康。

●高盐、高热量腌熏类食品

熏肉、咸菜、咸鸭蛋、腊肉、腊肠等腌熏制品的原材料都是高热量、高脂肪、高蛋白质的食物，过量食用都会造成脂肪的堆积，不利于体重的控制，引发肥胖，甚至引发高脂血症、动脉粥样硬化、中风等心脑血管并发症。

在这些食物的加工过程中加入大量咸盐，大量摄入可引起血压升高，对于并发有高血压病的高血脂中老年患者尤为不利。这些食物在制作过程中可能产生致癌的亚硝酸盐，同时很多维生素和微量元素等都受到破坏，如维生素B_1、维生素B_2等含量均为零，可谓有百害而无一利。

●油多、高热量油炸烘烤类食物

烤鸭、扒鸡、炸鸡、油条、薯片等油炸烘烤类食物都是油多、高热量、高脂肪、高饱和脂肪酸的不健康食物。这类食品想要口味好，在烹调时就要加入较多的油，而油脂在高温烹调下可能产生致癌物和高温氧化聚合毒物。

鸭、鸡经油炸后，脂肪成倍增加。它们的热量和脂肪含量均很高，过量食用容易引起肥胖，易导致体重超重，同时也容易引发动脉硬化、冠心病等心血管并发症。炸鸡中的钾、磷含量都极高，过多食用会增加肾脏的负担，糖尿病并发肾病患者需慎食。

●难消化、高钠海鲜类食物

海鲜类食物例如鱼子、蟹黄、墨鱼、鲍鱼、鱿鱼等，含有较高的胆固醇和热量，可使血压升高，形成脂斑，甚至引发冠状动脉粥样硬化等，对于高血压、高血脂患者十分不利，所以中老年人应慎食。

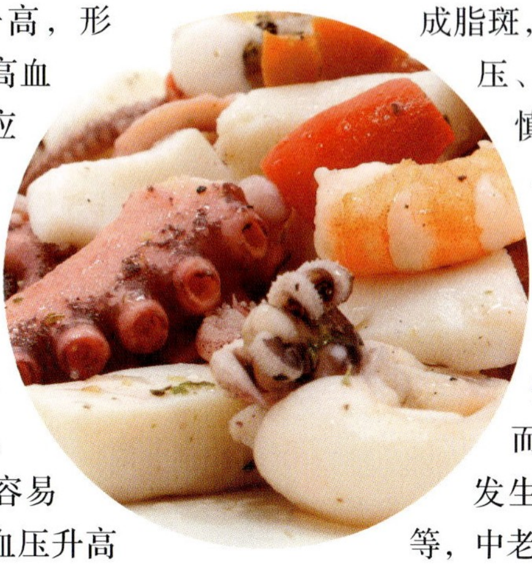

鱼子类虽然很小，但是很难煮透，食用后也很难消化，中老年人最好不要食用。鲍鱼肉也难以消化，中老年人应该慎食。蟹黄、鱿鱼等属于发物，患有伤风、头痛、关节痛、胃病等中老年人都要忌食。而墨鱼、鲱鱼等鱼类中的钠含量极高，容易发生水、钠潴留，从而使人体发生水肿、血压升高等，中老年人应忌食。

●性热、高热量调料

日常生活的饮食，最不可缺少的就是调味品，如盐、辣椒、花椒、八角、桂皮、胡椒、芥末、咖喱粉、酱油、豆瓣酱等。这些调味品大都性热、味辛，中老年人食用过多，容易便秘。肝阳上亢、阴虚阳亢型高血压中老年患者食用后容易加重病情，应慎食。同时，溃疡、食管炎、咳喘、咽喉肿痛、痔疮等中老年患者均应忌食。

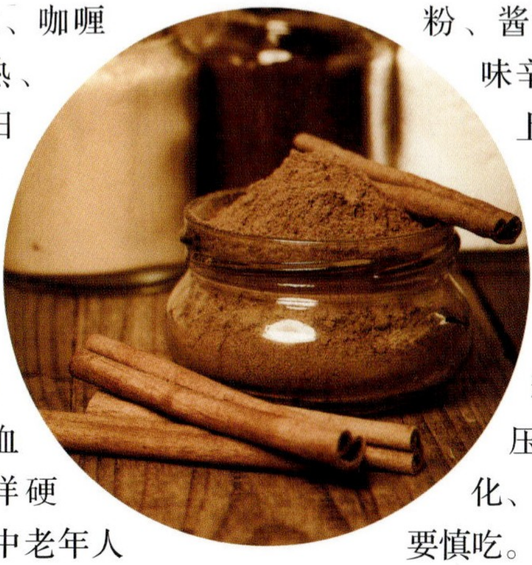

另外，这些调料的热量很高，过多摄入容易使血糖、血压升高，引起肥胖，甚至引起动脉粥样硬化、中风等并发症，还容易引起上火气滞，中老年人要慎吃。

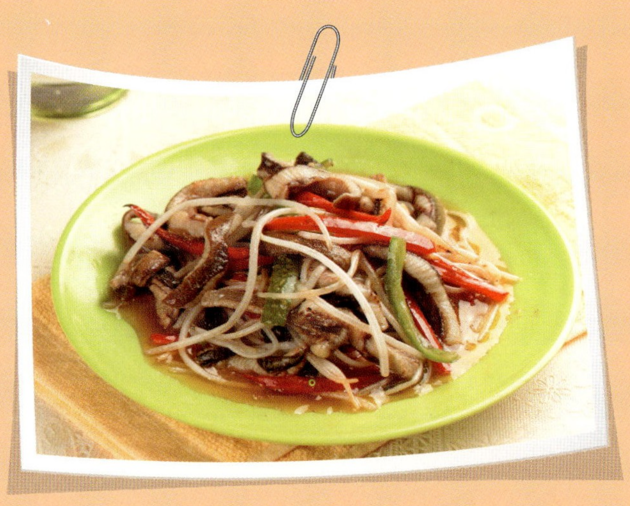

Part 2

中老年人保健食物这样吃

人必须依靠饮食来补充人体需要消耗的能量。民以食为天，人们每天都要摄入很多食物，但是怎么吃、搭配什么来吃，吃哪些对身体有益，都是大家非常困惑的问题。中医认为，药膳养生要重视五味调和，以“五谷为养，五果为助，五蓄为益，五菜为充”，用食性、食养、食疗、食节、饮食禁忌及药养等调养精气，纠正脏腑阴阳之偏，防治疾病，延年益寿。那么，在中老年人的日常生活中到底哪些食材才有益于身体健康呢？

猪肚

【Zhudu】

- 每日适用量：200克
- 保健营养素：钙、钾、钠、镁、铁等元素和维生素A、维生素E、蛋白质、脂肪等成分

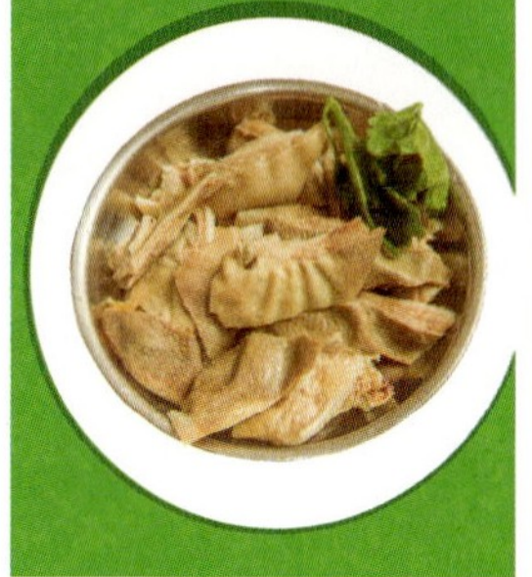

保健功效

猪肚为猪科动物猪的胃，具有治疗虚劳羸弱、泄泻、下痢、消渴、小便频数的功效。猪肚中含有大量的钙、钾、钠、镁、铁等元素和维生素A、维生素E、蛋白质、脂肪等成分。

食用注意

如果猪肚呈淡绿色，黏膜模糊，组织松弛、易破，有腐败恶臭气味，则不要选购。猪肚与莲子（用白茄枝烧）同食很容易引起中毒。猪内脏不适宜贮存，最好能够随买随吃。

健康搭配

猪肚+白菜 ▶补充营养、润肠通便

猪肚+白胡椒 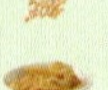 ▶温胃散寒

猪肚+酸笋  ▶补气益血

猪肚+蒜苗 ▶温经通脉

荷兰豆炒猪肚

▶延缓衰老、美容养颜

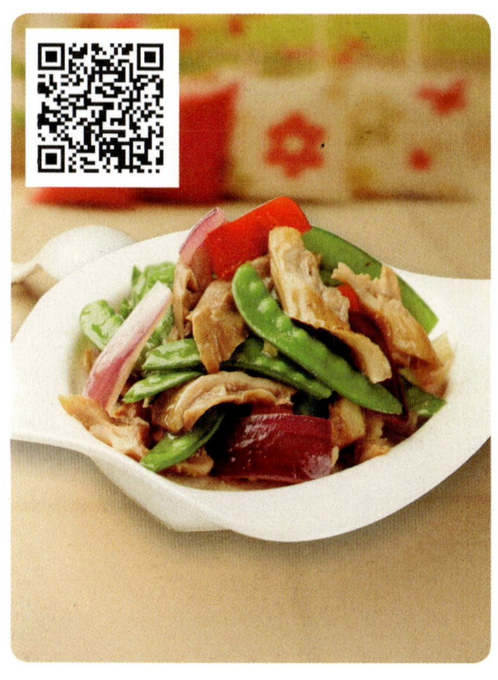

|材料| 熟猪肚150克，荷兰豆100克，洋葱40克，彩椒35克,姜片、蒜末、葱段各少许

|调料| 盐3克，鸡粉2克，料酒10毫升，水淀粉5毫升，食用油、生抽各适量

|做法| ①各材料洗净，切好备用。

②锅中注水烧开，加食用油、盐，倒入荷兰豆、洋葱、彩椒，煮1分钟。

③锅中热油，放入姜片、蒜末、葱段，爆香。倒入猪肚，淋入料酒、生抽。倒入荷兰豆、洋葱、彩椒。加入鸡粉、盐，倒入水淀粉，翻炒均匀，即可。

健康说法 荷兰豆含有多种营养成分，能增强人体的新陈代谢，具有延缓衰老、美容养颜的功效。

西红柿猪肚汤

▶ 生津止渴、益气补血

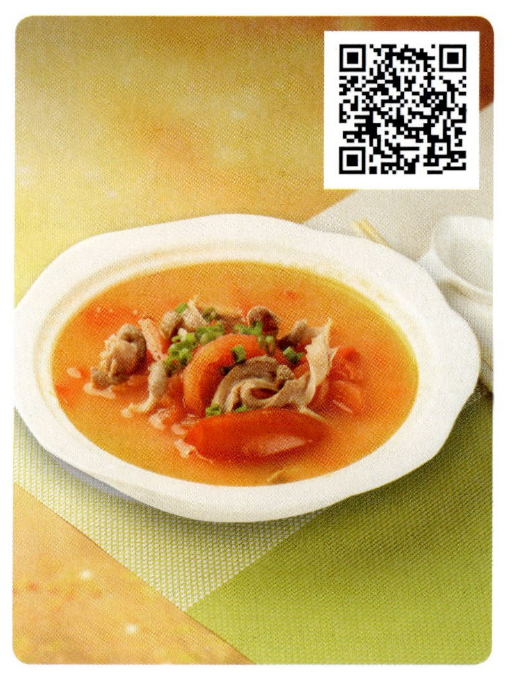

|材料| 西红柿150克，猪肚130克，姜丝、葱花各少许

|调料| 盐、鸡粉各2克，料酒5毫升，胡椒粉、食用油各适量

|做法| ①西红柿洗净，对切成小块，猪肚洗净，用斜刀切成块，备用。

②姜丝爆香，放入猪肚，翻炒，淋入料酒。放入切好的西红柿，炒匀加入适量水，煮至食材熟透。

③出锅前，放入适量盐、鸡粉、胡椒粉，搅匀调味即可。

健康说法 西红柿含有多种维生素和矿物质，具有健胃消食、清热解毒、凉血平肝、生津止渴、益气补血和增进食欲的功效。

党参猪肚汤

▶ 益气补脾、健胃消食

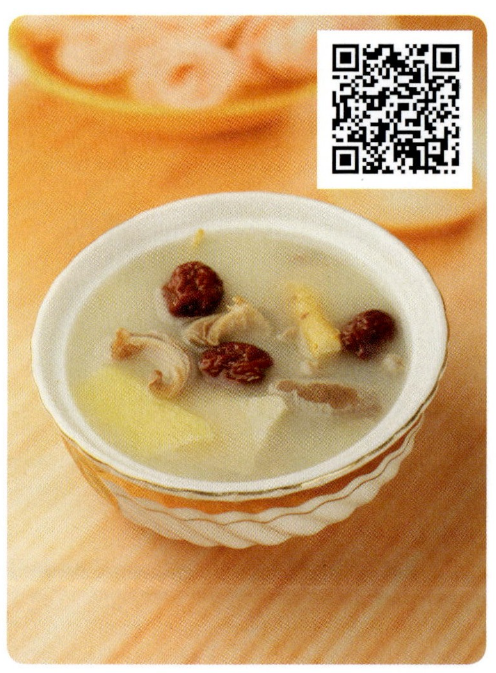

|材料| 猪肚块400克，淮山30克，姜片20克，党参、红枣各15克

|调料| 盐2克，鸡粉、胡椒粉各少许，料酒12毫升

|做法| ①猪肚加入料酒，汆水去血渍。

②砂锅注水烧开，倒入猪肚块、姜片、淮山、党参、红枣，加料酒提味。烧开后用小火煮约60分钟，至食材熟透。

③揭盖，加入少许鸡粉、盐，撒上适量胡椒粉。再转中火续煮片刻，至汤汁入味即可食用。

健康说法 猪肚含有蛋白质、脂肪、维生素A、维生素E、钙、钾、镁、铁等营养成分，有补虚损、健脾胃的功效，非常适合胃寒、消化不良者食用。

牛肉

【Niurou】

◎每日适用量：80克左右为宜

◎保健营养素：氨基酸

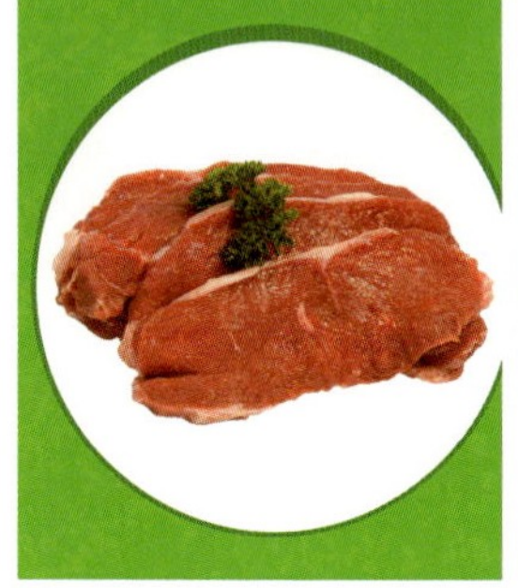

保健功效

牛肉中所含的氨基酸组成比猪肉更接近人体需要，能提高机体抗病能力，且脂肪和胆固醇含量比猪肉低。牛肉具有补中益气、滋养脾胃、强健筋骨、化痰息风、止渴止涎的功效。

食用注意

牛肉不宜反复加热，不宜食用冷藏加温的牛肉食品，不宜食用熏、烤、腌制之品。服氨茶碱时禁食牛肉。另外，牛肉不可食之太多，否则会增加体内胆固醇和脂肪的积累量。

健康搭配

搭配	功效
牛肉+芹菜 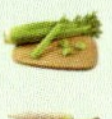	▶降低血压、保护血管壁
牛肉+白萝卜	▶补五脏、益气血
牛肉+粳米	▶补中益气、强筋壮骨
牛肉+土豆	▶补中益气、强筋壮骨

彩椒牛肉丝

▶益气补血、缓解疲劳

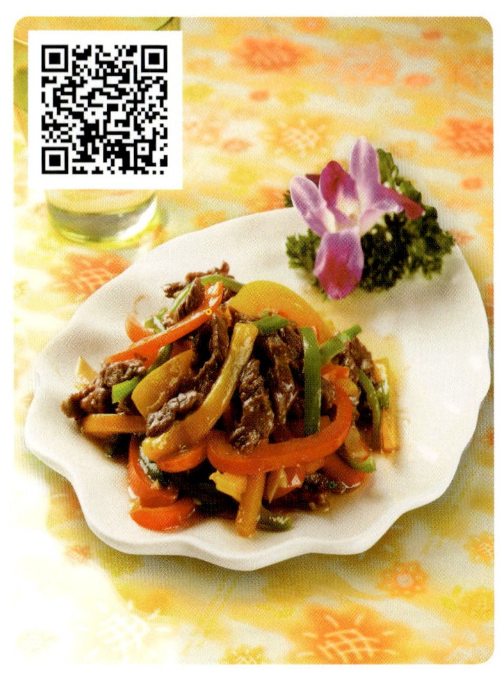

|材料| 牛肉200克，彩椒90克，青椒40克，姜片、蒜末、葱段各少许

|调料| 盐4克，鸡粉3克，白糖3克，食粉3克，料酒8毫升，生抽8毫升，水淀粉8毫升，食用油适量

|做法| ①切好的牛肉中加入盐、鸡粉、生抽、食粉、水淀粉、食用油，腌渍10分钟，至食材入味。青椒、彩椒汆水。

②炒锅热油，放姜片、蒜末、葱段爆香。倒入牛肉，淋入料酒，加彩椒、青椒。倒入适量生抽、盐、鸡粉、白糖，倒入少许水淀粉炒匀，即可食用。

健康说法 彩椒含有多种维生素和纤维素、钙等营养成分，能促进新陈代谢、预防心血管疾病、延缓衰老。

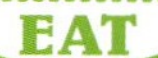

西芹牛肉卷

▶ 利水消肿、保护肝脏

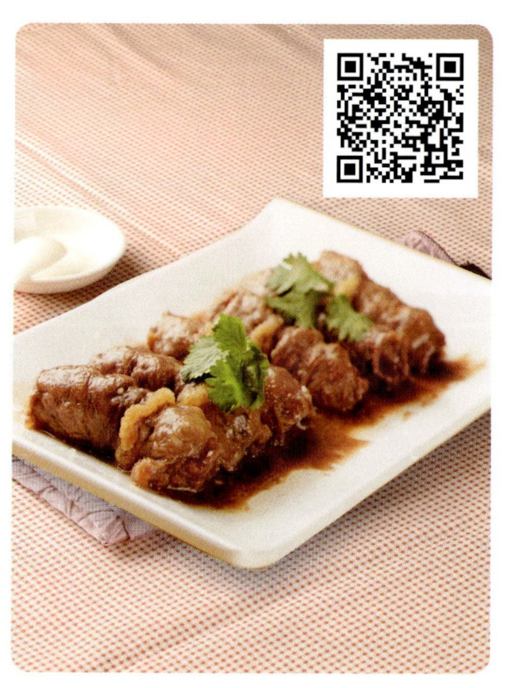

|材料| 牛肉300克，胡萝卜70克，西芹60克

|调料| 盐4克，鸡粉2克，生抽4毫升，水淀粉适量

|做法| ①备好的牛肉加入生抽、盐、水淀粉，腌渍10分钟。

②清水烧开加盐、鸡粉，倒入西芹，煮至断生捞出。

③腌渍好的牛肉片铺平，摆上西芹，卷紧。蒸锅烧开，将卷好的肉卷生坯用大火蒸约5分钟，至肉卷熟透，即可。

健康说法 西芹含有食物纤维和多种维生素，有保护肝脏、利水消肿的功效。西芹中的维生素P含量较多，有维护毛细血管通透性、降低血压的作用。

韭菜炒牛肉

▶ 温肾助阳、益脾健胃

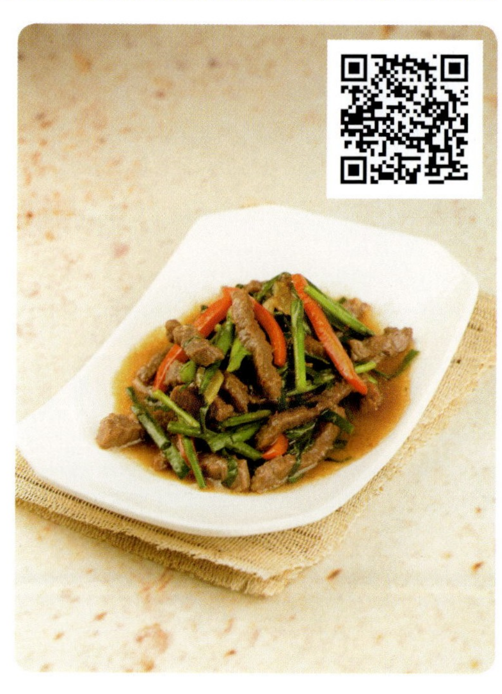

|材料| 牛肉200克，韭菜120克，彩椒35克，姜片、蒜末各少许

|调料| 盐3克，鸡粉2克，料酒4毫升，生抽5毫升，水淀粉、食用油各适量

|做法| ①切好的肉丝放入料酒、盐、生抽、水淀粉、食用油，拌匀上浆，腌渍10分钟，至其入味。

②用油起锅，倒入肉丝，炒至变色，加姜片、蒜末，炒香。放入韭菜、彩椒，大火翻炒至熟。

③加入少许盐、鸡粉，淋入少许生抽，用中火炒匀，至食材入味。

健康说法 韭菜有温肾助阳、益脾健胃的功效。韭菜中的挥发性精油，有降低血糖值的作用。

兔肉

【Turou】

◎每日适用量：80克左右为宜

◎保健营养素：不饱和脂肪酸、卵磷脂

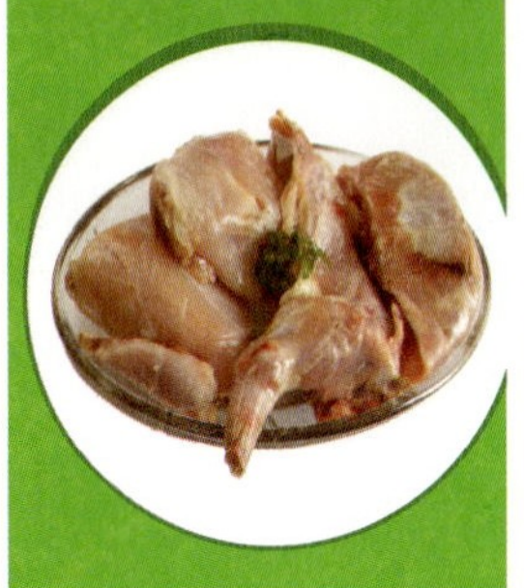

保健功效

兔肉中的脂肪和胆固醇低于其他肉类，且其脂肪多为不饱和脂肪酸。兔肉富含大量的卵磷脂，不仅能够有效抑制血小板凝聚，防止血栓形成，而且还有助于中老年人降低胆固醇，预防脑功能衰退。

食用注意

新鲜优质兔肉肌肉有光泽，红色均匀，脂肪洁白或黄色；劣质兔肉肌肉稍暗色，脂肪缺少光泽。兔肉性偏寒凉，凡脾胃虚寒所致的呕吐、泄泻忌用。

健康搭配

兔肉+葱 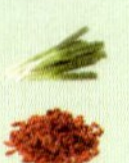 ▶预防冠心病、脑梗死等

兔肉+枸杞 ▶治疗高血压性头晕、耳鸣

兔肉+胡萝卜 ▶抗衰老、预防心脑血管疾病

兔肉+粳米 ▶滋肝补肾，养血明目

兔肉萝卜煲

▶降低血糖、促进脂肪代谢

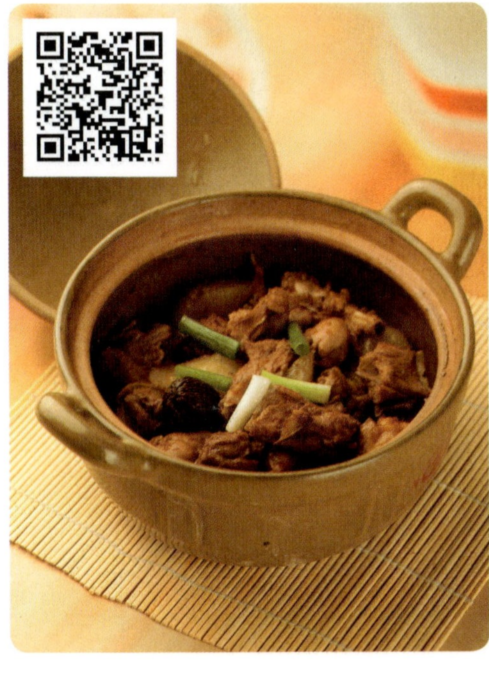

|材料| 兔肉500克，白萝卜500克，香叶、八角、草果、姜片、葱段各少许

|调料| 盐2克，料酒10毫升，生抽10毫升

|做法| ①兔肉汆去血水，捞出待用。

②用油起锅，加姜片、葱段，爆香。倒入兔肉，放入香叶、八角、草果，淋入料酒，炒出香味。

③倒入生抽，炒片刻。加清水，煮沸。放入白萝卜，小火焖15分钟，至食材熟透。转入砂锅中，加盐搅匀入味。出锅前加入葱段即可。

健康说法 白萝卜中的香豆酸能够降低血糖，促进脂肪的代谢，适合糖尿病合并肥胖症患者食用。

鸭肉

【Yarou】

每日适用量：60克左右为宜

保健营养素：蛋白质、多种矿物质、不饱和脂肪酸、B族维生素、维生素E

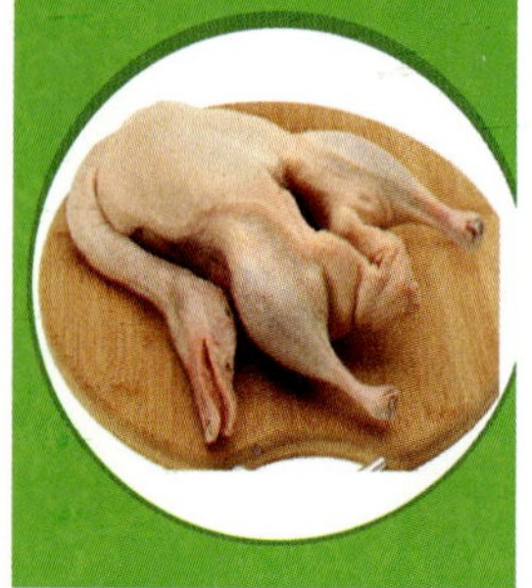

保健功效

鸭肉中含有蛋白质、B族维生素、维生素E和钾、锌、镁、铜等多种矿物质，可降血糖。鸭肉所含的脂肪较少，多为不饱和脂肪酸，中老年人常食可防治心血管疾病。

食用注意

平素身体虚寒，或因着凉引起的食欲减退、腹泻、腹痛及痛经等症，暂不宜食用鸭肉。鸭肉多食滞气、滑肠，凡为阳虚脾弱、便泻肠风者皆忌之。鸭肉不宜与鳖肉同食，同食令人阴盛阳虚，水肿泄泻。

健康搭配

鸭肉+白菜 ▶促进血液中胆固醇的代谢

鸭肉+豆豉 ▶降低体内的脂肪

鸭肉+粳米 ▶生津滋阴、养胃补血

鸭肉+柑橘 ▶养血润燥、健脾开胃

黄豆马蹄鸭肉汤

▶易于消化，降低胆固醇

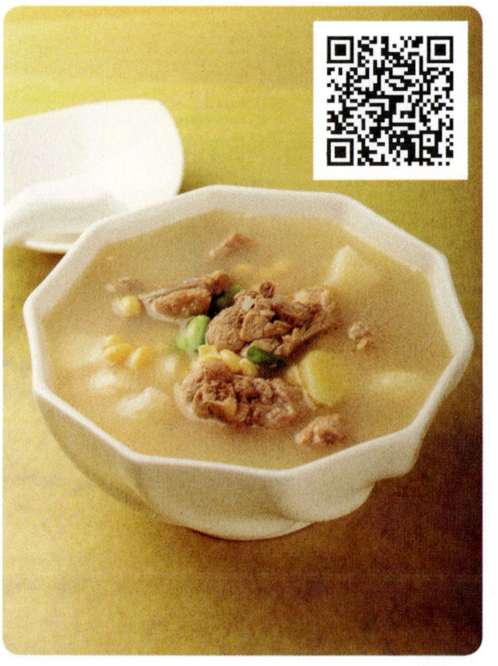

|材料| 鸭肉500克，马蹄110克，水发黄豆120克，姜片20克

|调料| 料酒20毫升，盐、鸡粉各2克

|做法| ①鸭块加入料酒，汆水去血渍。

②砂锅中清水烧开，加入黄豆、马蹄、鸭块、姜片，淋入料酒。烧开后小火炖40分钟，至食材熟透。

③揭开盖，加入少许盐、鸡粉，搅拌均匀调味即可。

健康说法 鸭肉含有B族维生素、维生素E，其所含的脂肪酸主要是不饱和脂肪酸，易于消化，有降低胆固醇的作用，有利于稳定血压，比较适合高血压病患者食用。

泥鳅

【Niqiu】

- 每日适用量：100克左右为宜
- 保健营养素：维生素、钙、铁、锌

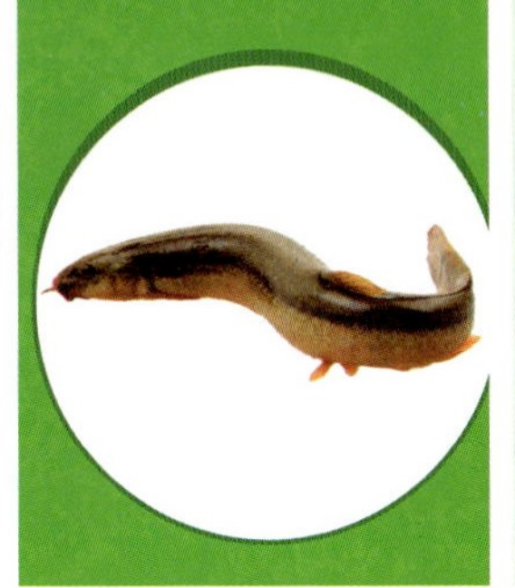

保健功效

泥鳅是鱼类中含钙最多的一种，而且维生素和铁、锌含量也高于普通鱼类，食用可强身健体，补血益气，预防骨质疏松。其中的脂肪含量和胆固醇含量较少，非常适合中老年人食用。

食用注意

泥鳅性平味甘而补虚，诸无所忌，适于各类人群。但泥鳅不宜与狗肉同食，狗血与泥鳅相克；阴虚火盛者忌食泥鳅；泥鳅与螃蟹的功效正好相反，不宜同吃；泥鳅与毛蟹同食会引起中毒。

健康搭配

搭配		功效
泥鳅+豆腐		增强免疫力
泥鳅+海带	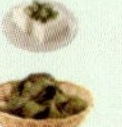	补气养血、健体强身
泥鳅+红枣		增强免疫力、辅助降血脂
泥鳅+莲藕		止泻、健脾、生肌

 砂锅泥鳅豆腐汤

▶ 补中益气、益肾壮阳

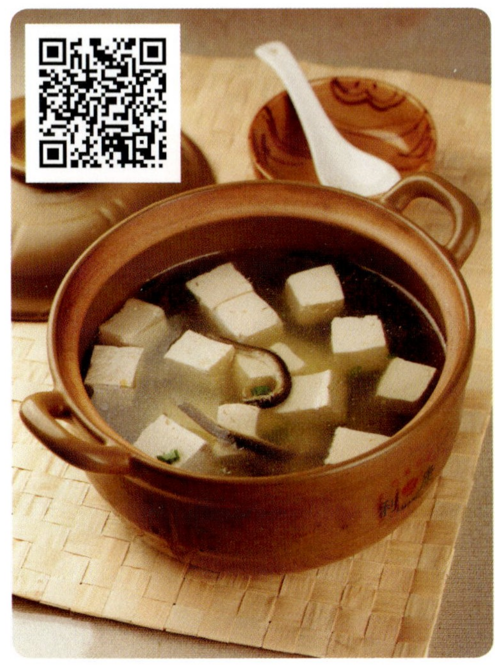

材料 泥鳅200克，豆腐200克，蒜苗50克，姜片少许

调料 盐、鸡粉、芝麻油各2克，料酒10毫升，胡椒粉少许

做法 ①所有材料洗净切好备用。

②砂锅注入清水烧开，放入姜片，倒入料酒。放入泥鳅、豆腐块，搅拌匀。

③放入盐、鸡粉、胡椒粉、芝麻油，煮2分钟。放入蒜苗，搅拌匀，略煮片刻即可出锅。

健康说法 泥鳅含有优质蛋白质、维生素A、维生素B_1、维生素B_3、铁、磷、钙等营养成分，有补中益气、益肾壮阳的功效，对糖尿病患者有较好的食疗作用。

鳝鱼

【Shanyu】

- 每日适用量：100克为宜
- 保健营养素：不饱和脂肪酸、卵磷脂、维生素A

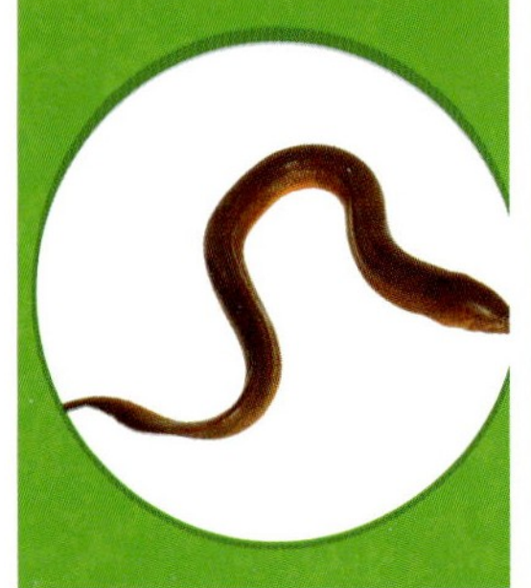

保健功效

鳝鱼富含不饱和脂肪酸，有很强的抗氧化作用，能保护胰腺β-细胞。鳝鱼中还有一种天然的蛋白质，能改善糖代谢，有效调节血糖水平。鳝鱼中丰富的维生素A，能改善中老年人的视力。

食用注意

挑选鳝鱼时，以表皮柔软、颜色灰黄、肉质细致、闻起来没有臭味者为佳。黄鳝蛋白质构造中含有很多组氨酸，黄鳝一旦死后蛋白质结构就会迅速分解，细菌乘虚而入，组氨酸很快就会转化为一种有毒物质——组胺，人吃了之后会中毒，轻则头晕、头痛、心慌、胸闷，重则会出现低血压等不适。

健康搭配

鳝鱼+青椒 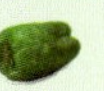 ▶降低血糖

鳝鱼+苹果 ▶治疗腹泻

绿豆芽炒鳝丝

▶控制血糖、延缓衰老

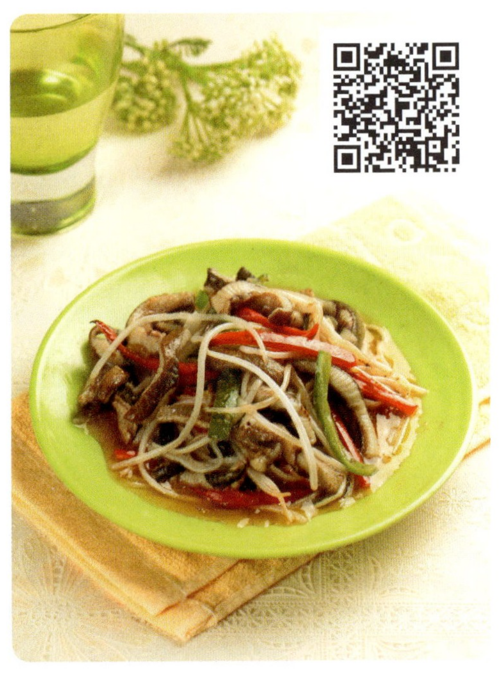

材料 绿豆芽40克，鳝鱼90克，青椒、红椒各30克，姜片、蒜末、葱段各少许

调料 盐3克，鸡粉3克，料酒6毫升，水淀粉、食用油各适量

做法 ①红椒、青椒切丝。鳝鱼切丝，加鸡粉、盐、料酒、水淀粉、食用油，腌渍10分钟至入味。

②用油起锅，放入姜片、蒜末、葱段，爆香。放青椒、红椒炒匀，倒入鳝鱼丝，炒匀。加料酒、绿豆芽、盐、鸡粉，炒匀，倒入水淀粉快速炒匀。

③把炒好的材料盛出，装入盘中即可。

健康说法 鳝鱼含有降血糖和调节血糖的“鳝鱼素”，并且脂肪含量极少，是糖尿病患者的理想食品。

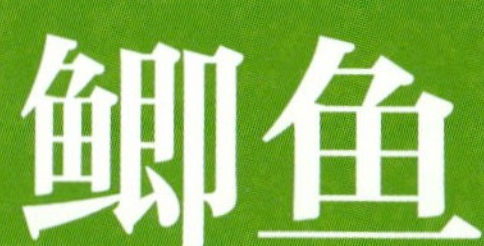

鲫鱼

【Jiyu】

◎每日适用量：30克左右为宜

◎保健营养素：优质蛋白质、氨基酸、钙、铁、锌

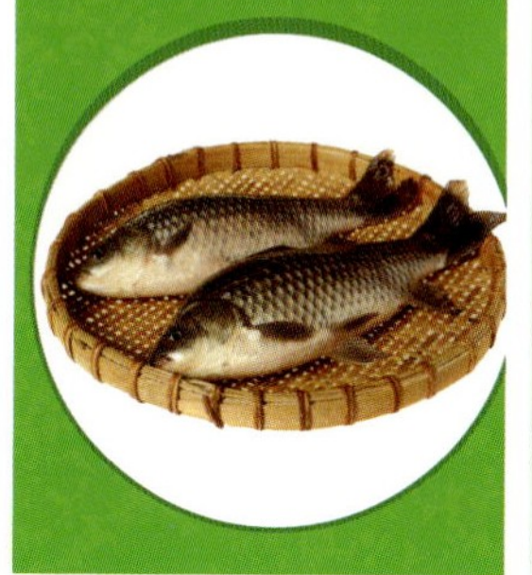

保健功效

鲫鱼肉含有丰富的蛋白质，而且极易被人体所吸收，氨基酸、钙、铁、锌的含量也很高，对中老年人补益身体有很好的疗效。另外，中老年人食用鲫鱼还可有效防止高血压、动脉硬化。

食用注意

挑选鲫鱼要选择鳞片、鳍条完整，体表无创伤，体色青灰、体形健壮的为佳。鲫鱼不能与麦冬、沙参同用，不能与芥菜同食。阳虚体质和素有内热者不能食用鲫鱼，易生热而生疮疡者也要忌食鲫鱼。感冒发热期间不宜多吃鲫鱼。

健康搭配

鲫鱼+木耳 ▶降压降脂、润肤抗老

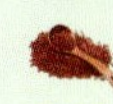

鲫鱼+红豆 ▶降低血压、消水利肿

鲫鱼+豆芽 ▶健脾益气、清热解毒

山药蒸鲫鱼

▶阻止血脂沉积、预防心血管疾病

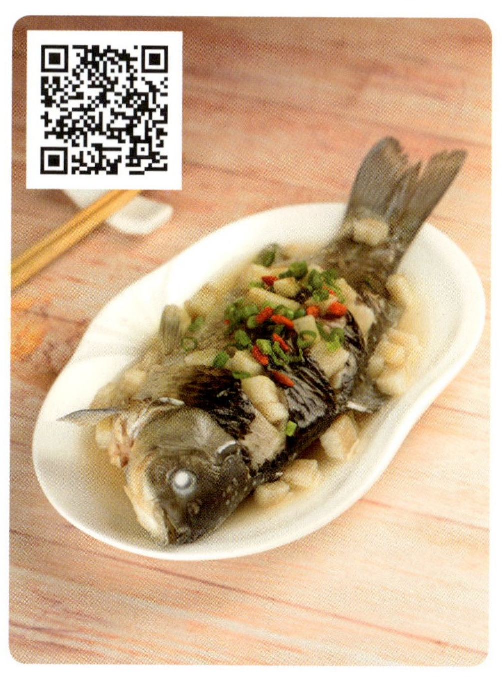

|材料| 鲫鱼400克，山药80克，葱条30克，姜片20克，葱花、枸杞各少许

|调料| 盐、鸡粉各2克，料酒8毫升

|做法| ①处理干净的鲫鱼装入碗中，加姜片、葱条、料酒、盐、鸡粉，拌匀，腌渍15分钟，至其入味。

②腌渍好的鲫鱼入盘，撒上山药粒、姜片，置于烧开的蒸锅中，用大火蒸10分钟，至食材熟透。

③出锅前夹去姜片，撒上葱花、枸杞，即可食用。

健康说法 鲫鱼能够益气健脾、利水消肿、清热解毒，对降低胆固醇和血液黏稠度、预防心脑血管疾病有明显的保健作用。

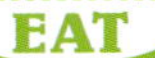

黄花菜鲫鱼汤

▶ 降胆固醇、降血压

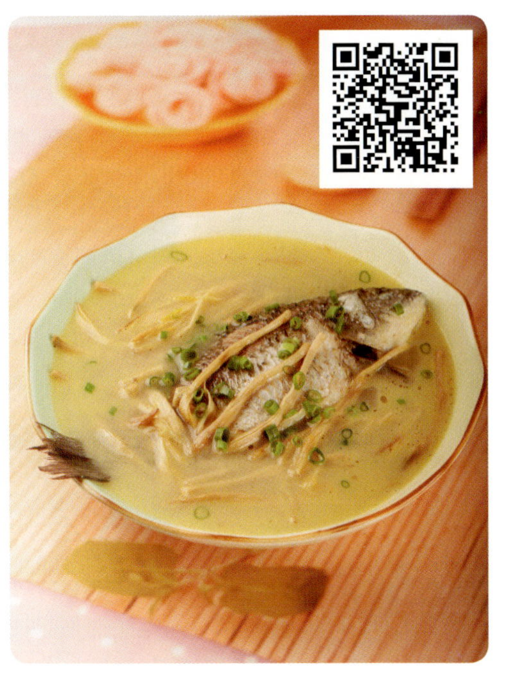

|材料| 鲫鱼350克，水发黄花菜170克，姜片、葱花各少许

|调料| 盐3克，鸡粉2克，料酒10毫升，胡椒粉少许，食用油适量

|做法| ①锅中油烧热，加入姜片，爆香。放入鲫鱼，煎出焦香味，待用。

②锅中倒入开水，放入煎好的鲫鱼。加入适量料酒、盐、鸡粉、胡椒粉。倒入黄花菜，搅拌均匀。

③用中火煮3分钟，出锅前撒葱花即可。

健康说法 鲫鱼含有蛋白质、维生素、钙、铁、锌等营养成分，对降低胆固醇和血液黏稠度、降低血压有良好的作用，比较适合高血压病患者食用。

川贝鲫鱼汤

▶ 润肺散结、止嗽化痰

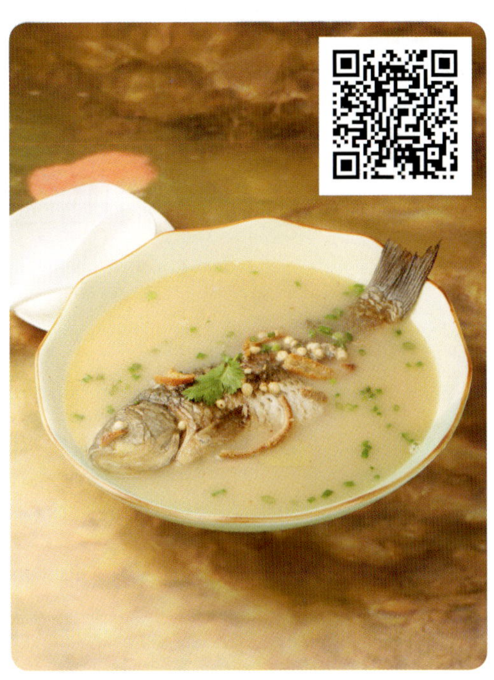

|材料| 鲫鱼400克，川贝15克，陈皮10克，姜片、葱花各少许

|调料| 料酒10毫升，盐2克，鸡粉3克，胡椒粉少许，食用油适量

|做法| ①用油起锅，撒入姜片，爆香。鲫鱼煎出焦香味，煎至焦黄色。

②加入料酒、清水。放入川贝、陈皮。加入盐、鸡粉，拌匀调味。

③烧开后小火煮15分钟，至食材熟透，放入少许胡椒粉，拌匀调味，出锅前加入葱花即可。

健康说法 川贝含有松贝辛、棕榈酸、川贝碱、西贝素等成分，有润肺散结、止嗽化痰等功效，常用于肺燥引起的咳喘等症状，是秋季的滋补圣品。

虾

【Xia】

◎每日适用量：200克
◎保健营养素：钙、钾、钠、镁、铁等元素和维生素A、维生素E、蛋白质、脂肪等成分。

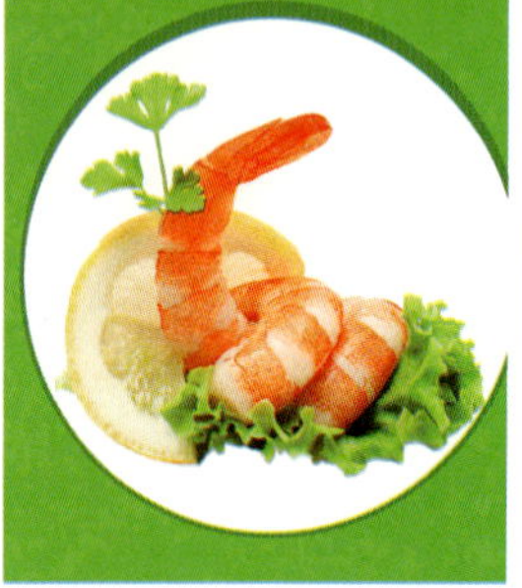

保健功效

海虾富含的镁对心脏活动具有重要的调节作用，能很好地保护心血管系统，减少血液中胆固醇含量，有利于预防高血压及心肌梗死。海虾还有丰富的钙，有助于中老年人的骨骼和牙齿健康。

食用注意

新鲜的虾体形完整，呈青绿色，外壳硬实、发亮，头、体紧紧相连，肉质细嫩，有弹性、有光泽。将虾的沙肠挑出，剥除虾壳，然后洒上少许酒，控干水分，可放进冰箱冷冻。

健康搭配

虾+白菜 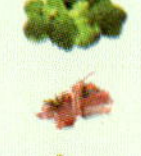 ▶增强机体免疫力
虾+西蓝花 ▶补脾和胃、补肾固精
虾+羊肉 ▶暖胃和脾、降压防癌
虾+上海青 ▶补脾和胃、降压防癌

 软熘虾仁腰花

▶补益虚损、健脾益肾

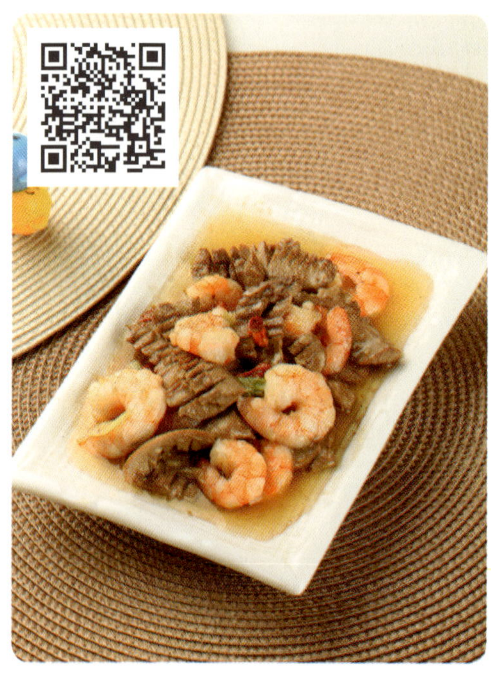

|材料| 虾仁80克，猪腰140克，枸杞3克，姜片、蒜末、葱段各少许

|调料| 盐3克，鸡粉4克，料酒、水淀粉、食用油各适量

|做法| ①虾仁去虾线。猪腰去筋膜切好，加盐、鸡粉、料酒、水淀粉渍10分钟。虾仁同法腌制。猪腰汆水。

②用油起锅，加姜片、蒜末、葱段，爆香。放入虾仁、猪腰，炒匀，加料酒、盐、鸡粉、清水。

③倒入水淀粉勾芡。放入枸杞炒匀。

健康说法 虾仁含有多种营养成分，适合身体虚弱的中老年人食用。猪腰含有蛋白质、脂肪、碳水化合物、钙、磷、铁和维生素等，可适量食用。

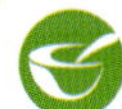

猕猴桃炒虾球

▶解热、止渴、通淋

|材料| 猕猴桃60克，鸡蛋1个，胡萝卜70克，虾仁75克

|调料| 盐4克，水淀粉、食用油各适量

|做法| ①虾仁去虾线，加盐、水淀粉腌渍10分钟。鸡蛋加水淀粉，打散调匀。

②胡萝卜汆水。虾仁入热油中炸至转色。鸡蛋炒熟。

③用油起锅，倒入胡萝卜、虾仁、鸡蛋、猕猴桃，加盐，炒匀调味。倒入水淀粉炒匀即可。

健康说法 猕猴桃的维生素C含量在水果中是最高的，它还含有丰富的蛋白质、氨基酸和矿物质，有解热、止渴、通淋之功效，对中老年人食欲不振、消化不良有很好的改善作用。

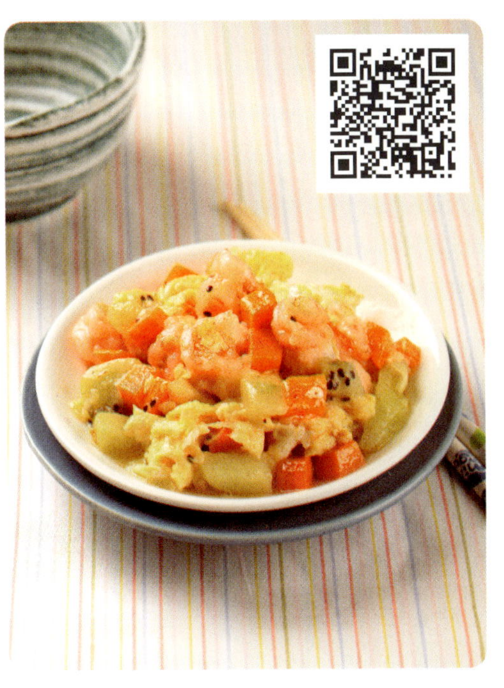

清炒时蔬鲜虾

▶清热利尿、除烦止渴

|材料| 西葫芦100克，鲜百合25克，虾仁40克，姜末、葱末各少许

|调料| 盐4克，鸡粉2克，料酒3毫升，水淀粉、食用油各适量

|做法| ①虾仁去虾线，放入盐、鸡粉、水淀粉、食用油，腌渍约10分钟。

②西葫芦片和百合分别汆水。

③用油起锅，加姜末、葱末，大火爆香。倒入虾肉丁，翻炒至淡红色。淋入料酒。放入煮过的食材。小火，调入盐、鸡粉，翻炒至入味即可。

健康说法 西葫芦有清热利尿、除烦止渴、润肺止咳的功能。此外，西葫芦还含有较多的钙，对中老年人补钙有极大的帮助。

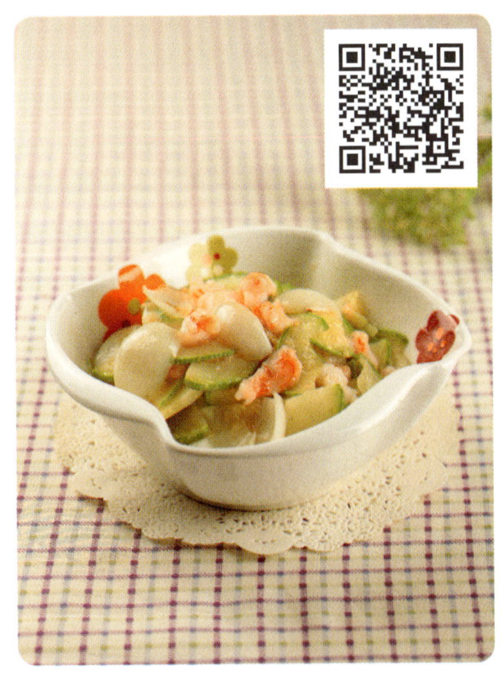

牡蛎

【Muli】

每日适用量：2～3个为宜

保健营养素：铬、锌、镁、铁、钾等矿物质元素

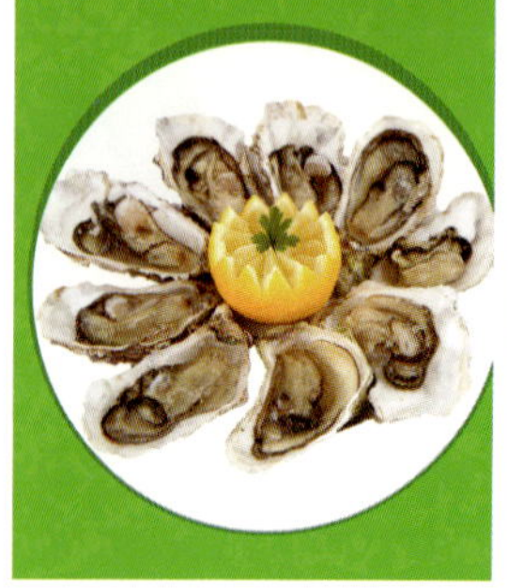

保健功效

牡蛎中富含铬、锌、镁、铁、钾等矿物质元素，能促进胰岛素分泌，有效调节血糖水平，同时，也能为中老年人补充丰富的矿物质，是不可多得的佳品。

食用注意

牡蛎腻滞，若消化力不佳，不要多吃。肠胃衰弱者食用，往往感觉胃胀不舒服或腹泻。吃的时候一定要烹熟，生食易得肝炎、肠道疾病等。病虚而多热者宜用，虚而有寒者忌之。

健康搭配

牡蛎+猪肉 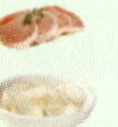 滋阴润阳、润肠通便

牡蛎+百合 润肺调中

牡蛎+豆腐 清热解毒

牡蛎+柚子 软坚散结、安神

韭黄炒牡蛎

疏调肝气、提高免疫力

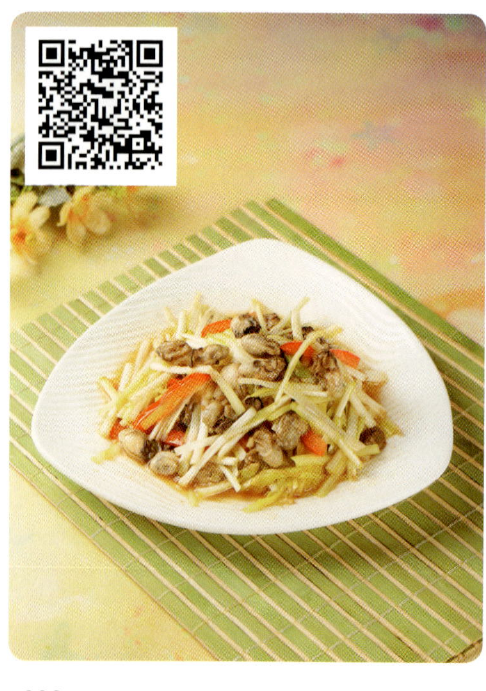

|材料| 牡蛎肉400克，韭黄200克，彩椒50克，姜片、蒜末、葱花各少许

|调料| 生粉15克，生抽8毫升，鸡粉、盐、料酒、食用油各适量

|做法| ①韭黄切段；彩椒切条；牡蛎肉装碗中，加料酒、鸡粉、盐、生粉拌匀，入开水锅中略煮，捞出待用。

②热锅注油烧热，放姜片、蒜末、葱花爆香，倒入牡蛎翻炒，淋入生抽、料酒，炒匀提味；放入彩椒、韭黄段，翻炒均匀；加鸡粉、盐调味即可。

健康说法 本品保肝利胆、滋阴养血、宁心安神，适合中老年人食用，能有效增强机体免疫力，减少患病的概率。

牡蛎粥

▶ 消炎解毒、保肝利胆

|材料| 水发紫米、水发大米各80克，牡蛎100克，姜片、香菜末、葱花各少许

|调料| 盐、鸡粉各少许，料酒3毫升，胡椒粉2克，芝麻油2毫升

|做法| ①牡蛎肉装入碗中，加姜片、盐、鸡粉、料酒，腌渍10分钟。

②锅中注清水烧开，倒入大米、紫米，烧开后小火煮30分钟，至食材熟透。倒入牡蛎肉，煮沸。加盐、鸡粉、胡椒粉、芝麻油，搅匀，撒香菜末、葱花即可。

健康说法 牡蛎富含天然牛磺酸，能消炎解毒、保肝利胆、降血脂。牡蛎中硒、锌等微量元素含量非常丰富，对于中老年人的大脑能够起到很好的保护作用。

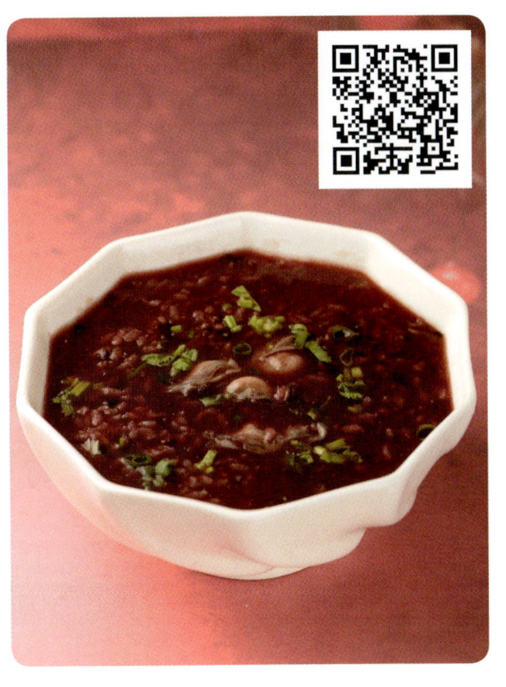

煎牡蛎鸡蛋饼

▶ 肠道蠕动，提高食欲

|材料| 韭菜120克，鸡蛋110克，牡蛎肉100克

|调料| 盐、鸡粉各2克，料酒5毫升，水淀粉、食用油各适量

|做法| ①韭菜切粒，打入鸡蛋搅散。牡蛎汆水，捞出备用。蛋液倒入牡蛎肉，加盐、鸡粉、水淀粉搅匀，制成蛋糊。

②用油起锅，倒入部分蛋糊，翻炒至断生。放入余下的蛋糊中，混合成蛋饼生坯。

③锅底留油，倒入蛋饼生坯，铺匀。小火煎至两面熟透，散发出焦香味即可。

健康说法 韭菜含有B族维生素、维生素C、胡萝卜素、碳水化合物及矿物质。此外，韭菜还含有纤维素，中老人食用韭菜，可以促进肠道蠕动，提高食欲。

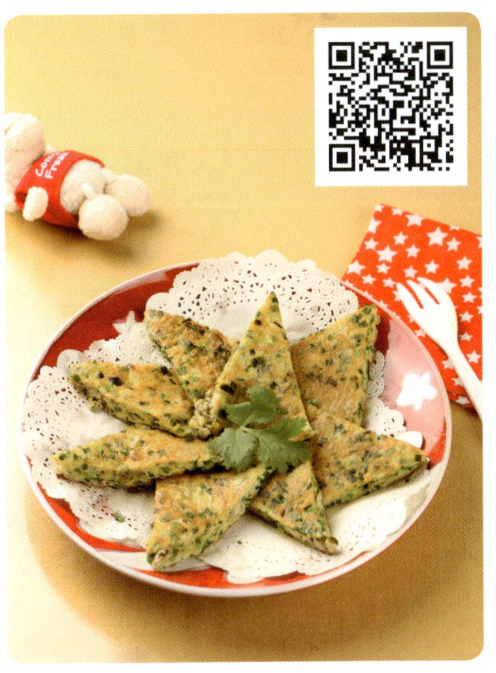

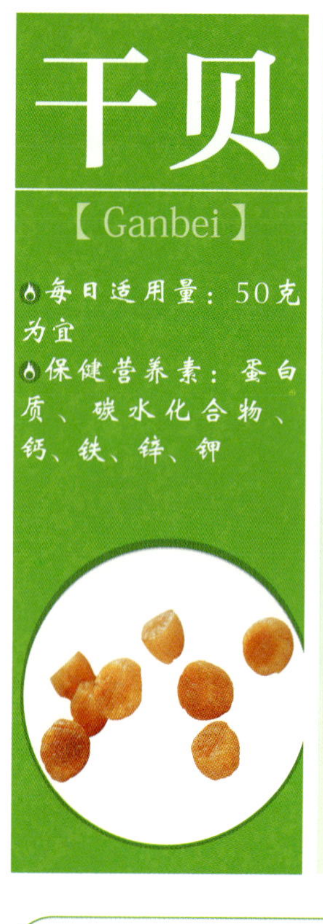

干贝

【Ganbei】

- 每日适用量：50克为宜
- 保健营养素：蛋白质、碳水化合物、钙、铁、锌、钾

保健功效

干贝富含蛋白质、碳水化合物、钙、铁、锌等多种营养素，有增强免疫力、强身健体的作用，可以保证中老年人维持身体热量。此外，其丰富的钾元素，还有降低胆固醇的作用。

食用注意

品质好的干贝干燥，颗粒完整，呈短圆柱形，大小均匀、色淡黄而略有光泽。颗粒过小或颜色发黑者较次，不宜选用。干贝不宜久放，烹调前应用温水浸泡涨发，或用少量清水加黄酒、姜、葱隔水蒸软后再进行烹制。

健康搭配

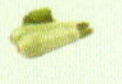

干贝+瓠瓜 ▶滋阴润燥、降压降脂

干贝+瘦肉 ▶滋阴补肾

干贝+海带 ▶清热滋阴、软坚散结、降糖降压

干贝+香菇 ▶降压降糖

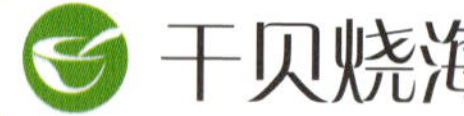

干贝烧海参

▶降血脂、增强免疫力

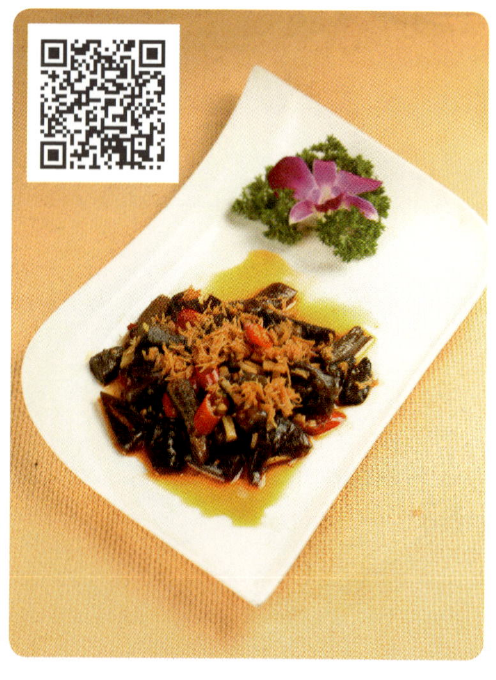

材料 水发海参140克，干贝15克，红椒圈、姜片、葱段、蒜末各少许

调料 豆瓣酱10克，盐3克，鸡粉2克，蚝油4克，料酒5毫升，水淀粉适量

做法 ①海参切块，汆水。干贝压成细末，炸约半分钟，至熟软后捞出。

②用油起锅，加姜片、葱段、蒜末、红椒圈、海参，加料酒、豆瓣酱、蚝油、盐、鸡粉，翻炒。倒入水淀粉，中火翻炒，至食材入味盛出菜肴，撒上干贝末即可。

健康说法 海参含有蛋白质、钙、磷、铁及维生素等营养成分，是一种典型的高蛋白、低脂肪、低胆固醇的食物，有增强免疫力的作用。

 韭菜炒干贝

▶ 滋阴补肾、软化血管

|材料| 韭菜200克，彩椒60克，干贝80克，姜片少许

|调料| 料酒10毫升，盐、鸡粉各2克，食用油适量

|做法| ①各材料切好备用。

②热锅注油，放入姜片、洗好的干贝，大火翻香，淋入适量料酒。

③放入彩椒丝、韭菜段，炒至熟软。加盐、鸡粉，炒匀调味即可。

健康说法 干贝含有蛋白质、维生素、钙、磷、铁等营养成分，具有滋阴补肾、降胆固醇、降血压、软化血管等功效，非常适合中老年人食用。

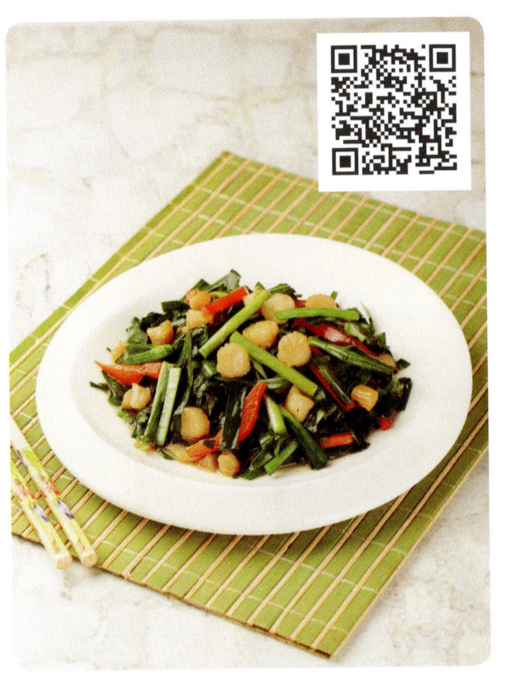

菠菜干贝脊骨汤

▶ 增强造血功能、降低血液黏稠度

|材料| 猪脊骨段400克，菠菜75克，干贝15克，姜片少许

|调料| 盐、鸡粉各2克，料酒10毫升

|做法| ①菠菜洗净切段。脊骨段汆水，捞出待用。

②砂锅中注水烧开，倒入姜片、干贝。放入脊骨段，淋入料酒提味，煮沸后用小火煮约40分钟，至脊骨熟透。加入少许盐、鸡粉，搅匀。倒入菠菜，搅匀，略煮一会儿，至其熟软、入味。关火后盛出煮好的脊骨汤，装入汤碗中即成。

健康说法 猪脊骨能补充人体所需的骨胶原等物质，增强骨髓造血功能，有降低血液黏稠度的作用，从而有助于降低血压。

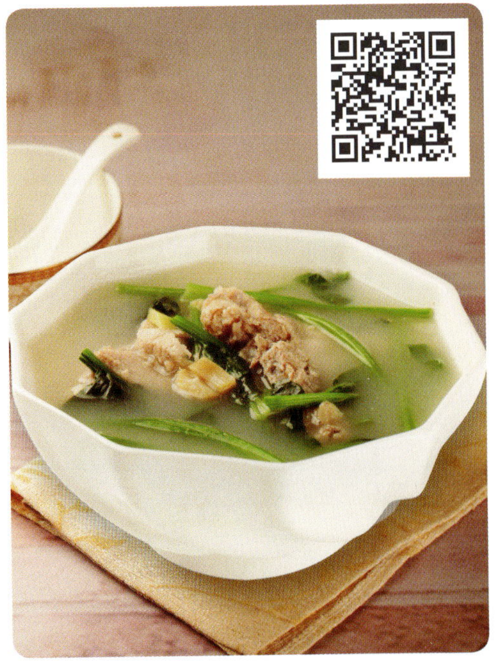

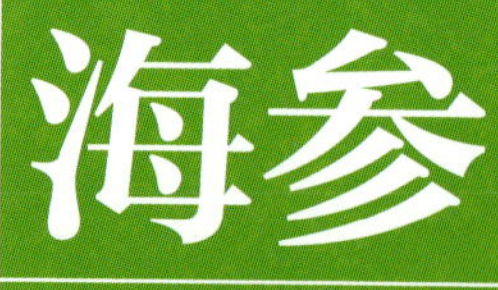

海参

【Haishen】

- 每日适用量：40克左右为宜
- 保健营养素：酸性黏多糖、海参皂苷、硫酸软骨素

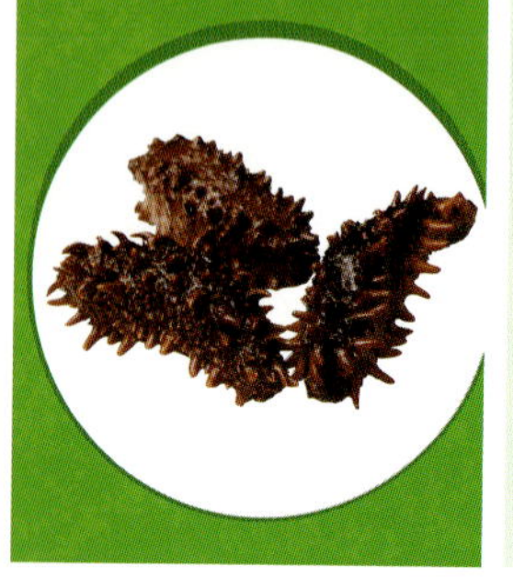

保健功效

海参含有酸性黏多糖和海参皂苷等，可激活胰岛β细胞的活性，降低血糖。海参含有硫酸软骨素，有助于人体生长发育，能够延缓肌肉衰老，增强机体的免疫力。

食用注意

海参中含有丰富的蛋白质和钙等营养成分，而葡萄、柿子、山楂、石榴、青果等水果含有较多的鞣酸，同时食用，不仅会导致蛋白质凝固，难以消化吸收，还会出现腹痛、恶心、呕吐等症状。脾虚、痰多者也应少用或禁用海参，否则会加重肠胃肝脏负担。

健康搭配

海参+马蹄 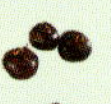 ▶生津润燥、降低血压

海参+黑木耳 ▶降低血压、预防心脑血管疾病

海参+冬瓜 ▶清热润肠、利水降压

海参+豆腐 ▶清热降脂、改善气血不足

葱爆海参

▶养心润燥、调节血糖

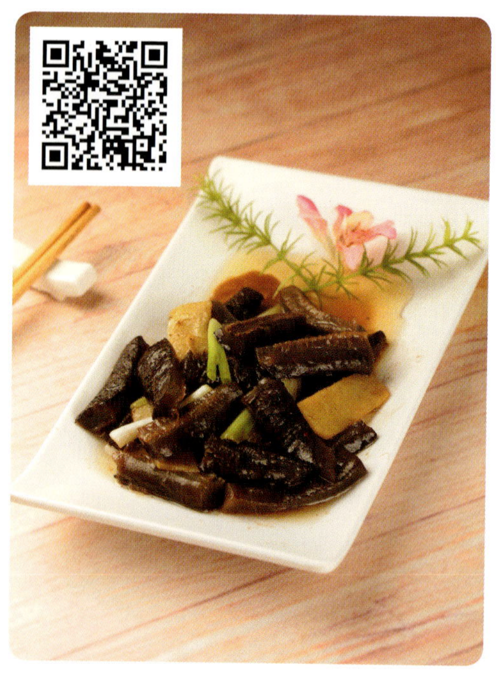

|材料| 海参300克，葱段少许，姜片40克，高汤200毫升

|调料| 盐、鸡粉各3克，白糖2克，蚝油5克，料酒4毫升，生抽6毫升，水淀粉、食用油各适量

|做法| ①海参切条，清水烧开，加盐、鸡粉，倒入海参煮1分钟，捞出备用。

②用油起锅，放入姜片、葱段、海参，淋料酒，倒入高汤，加蚝油，淋入生抽。加盐、鸡粉、白糖，炒匀调味。

③转大火收汁，撒上余下的葱段，再倒入适量水淀粉，至汤汁收浓。

健康说法 海参有养心润燥的作用。糖尿病患者食用海参，对调节血糖水平、降低血糖值有很好的益处。

桂圆炒海参

补血润燥、健脾利胃

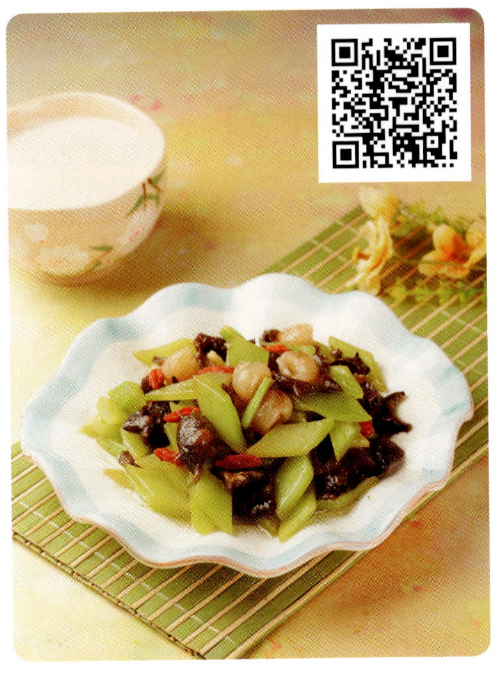

材料 莴笋、水发海参各200克，桂圆肉50克，枸杞、姜片、葱段各少许

调料 盐、鸡粉各4克，料酒10毫升，生抽、水淀粉各5毫升，食用油适量

做法 ①清水烧开，加盐、鸡粉、海参，淋入料酒，煮1分钟。倒入莴笋，淋入食用油，煮1分钟。

②用油起锅，放入姜片、葱段爆香。倒入莴笋、海参，加盐、鸡粉、生抽，炒匀调味。

③倒入水淀粉勾芡，放入桂圆肉，拌炒均匀，装盘即可。

健康说法 海参含有蛋白质、维生素、海参素、钙、钾、锌、铁、硒、锰等营养成分，具有补肾益精、补血润燥、健脾利胃、增强免疫力等功效。

参杞烧海参

养血润燥、消除疲劳

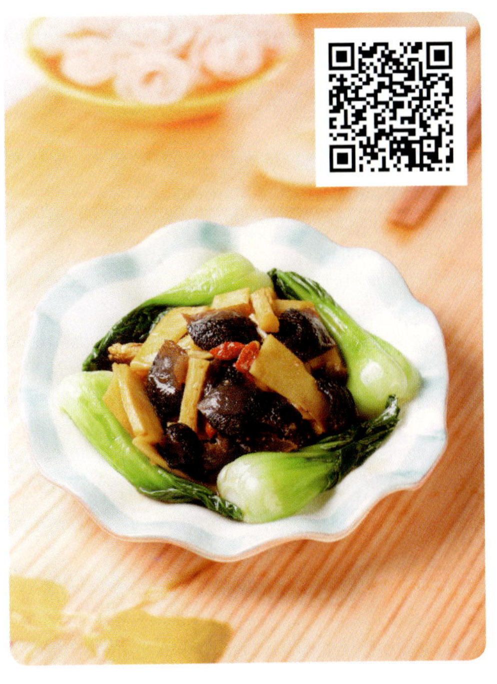

材料 水发海参130克，上海青45克，竹笋40克，枸杞、党参、姜片、葱段各少许

调料 盐、鸡粉、蚝油、生抽、料酒、水淀粉、食用油各适量

做法 ①竹笋切薄片，上海青对半切开，海参切片，分别焯水，将上海青摆盘中。

②用油起锅，倒姜片、葱段爆香，放入党参、海参、竹笋，翻炒均匀；淋入料酒，倒入适量清水，撒上枸杞，加盐、鸡粉、蚝油、生抽、水淀粉炒匀调味，装入盘中即可。

健康说法 本品补肾益精、养血润燥，适合中老年女性食用，能消除疲劳，延缓皮肤衰老。

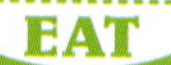

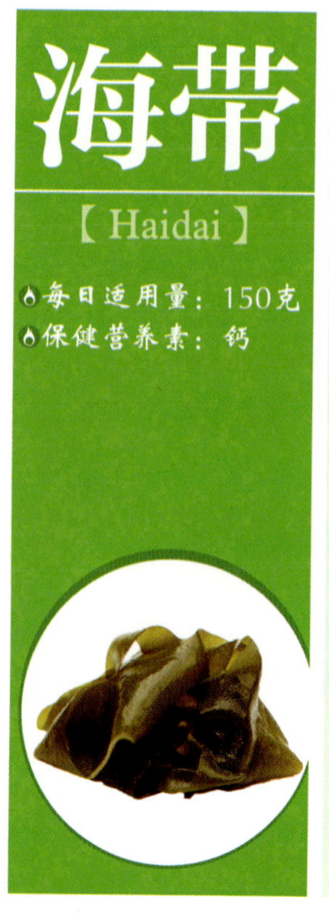

海带

【Haidai】

- 每日适用量：150克
- 保健营养素：钙

保健功效

海带中钙的含量极为丰富，而钙能降低人体对胆固醇的吸收，并能降低血压。海带中丰富的钾，有助于平衡摄入过多的钠，并有扩张外周血管的作用。因此海带对患有心血管疾病的中老年人有很好的疗效。

食用注意

海带不能长时间浸泡，否则营养价值会降低。海带中含有一定量的砷，摄入过多的砷可引起中毒。吃海带后不要马上喝茶、吃酸涩的水果。因为海带中含有丰富的铁，以上两种食物都会阻碍体内铁的吸收。患有甲亢的病人不要吃海带，会加重病情。

健康搭配

海带+木耳 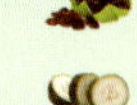 ▶排毒素、降血压、保护血管

海带+冬瓜 ▶降血压、降血脂

海带+排骨 ▶降血压、降血脂

海带牛肉卷

▶补充微量元素

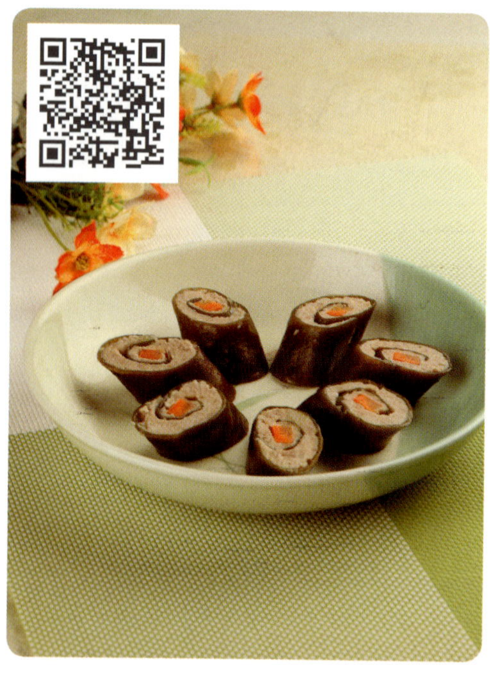

|材料| 水发海带400克，牛肉末200克，胡萝卜条60克

|调料| 盐、鸡粉、胡椒粉、生粉、生抽、白醋、水淀粉、食用油各适量

|做法| ①牛肉末中放盐、鸡粉、生抽、胡椒粉、水淀粉搅拌，制成肉馅。

②锅中注水烧开，加盐、白醋，放胡萝卜条、海带焯煮后捞出。

③海带切方块，两面拍上生粉，倒入肉馅，放上胡萝卜条，卷起，制成海带卷，用水淀粉封口，制成生坯放盘中蒸熟即成。

健康说法 本品清热解毒、补脾健胃，适合胃口不佳的中老年人食用。

海带拌彩椒

▶ 润肺散结、止嗽化痰

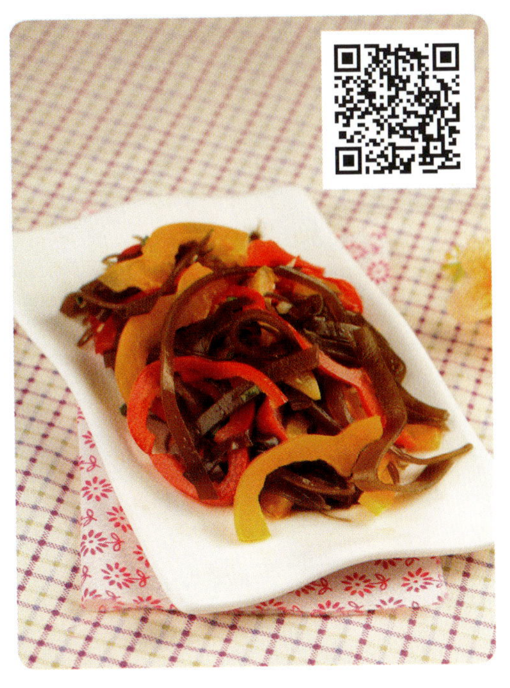

|材料| 海带150克，彩椒100克，蒜末、葱花各少许

|调料| 盐3克，鸡粉2克，生抽、陈醋、芝麻油、食用油各适量

|做法| ①清水烧开加盐、食用油、彩椒、海带，煮约1分钟至熟。

②将彩椒和海带放入碗中，倒入蒜末、葱花。淋入适量生抽，加适量盐、鸡粉、陈醋。

③淋入少许芝麻油，拌匀调味，装入碗中即成。

健康说法 川贝含有松贝辛、棕榈酸、川贝碱等成分，有润肺散结、止嗽化痰等功效，常用于肺燥引起的咳喘等症状，是中老年人秋季的滋补圣品。

芹菜拌海带丝

▶ 清热润肺、补充钙质

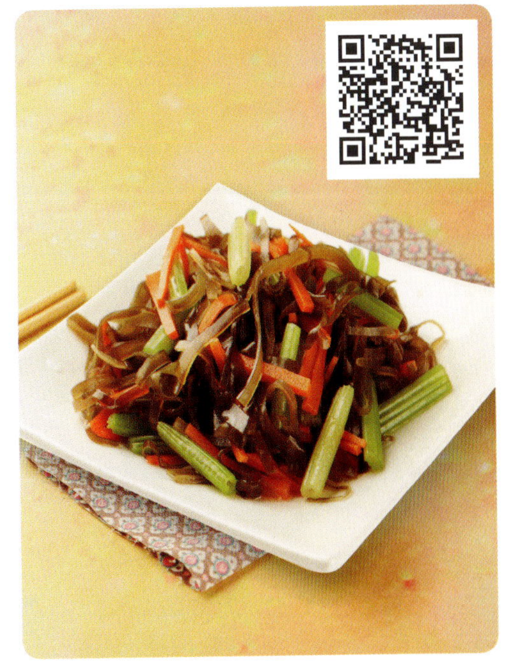

|材料| 水发海带100克，芹菜梗85克，胡萝卜35克

|调料| 盐少许，芝麻油5毫升，凉拌醋10毫升，食用油少许

|做法| ①洗净的海带、胡萝卜均切呈丝。清水烧开，加盐、食用油，倒入海带丝、胡萝卜丝，煮1分钟。再倒入芹菜梗，煮半分钟。

②把食材装入碗中，加入盐、凉拌醋。

③再淋入芝麻油，搅拌一会儿，至食材入味。

健康说法 海带含有蛋白质、碘、镁、铁、硒、维生素A等营养物质，有清热润肺的作用。海带还含有较多的钙，可降低人体对胆固醇的吸收，并有降低血压的作用，适合高血压病患者食用。

紫菜

【Zicai】

每日适用量：50克左右为宜

保健营养素：钙、铁、碳水化合物

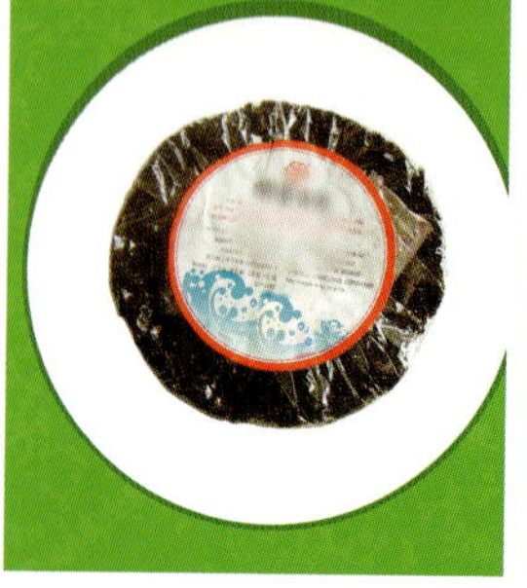

保健功效

紫菜中富含的钙、铁元素可以增强机体免疫力，预防贫血，使中老年人骨骼和牙齿得到保护。紫菜中富含碳水化合物，中老年人经常食用可以维持心脏和神经系统的正常活动，能为机体提供热量，并且还具有保肝解毒的作用。

食用注意

选购紫菜以色泽紫红、无泥沙杂质、干燥者为佳。紫菜存放在干燥处即可。紫菜含碘丰富，甲状腺功能亢进者忌食紫菜。

健康搭配

紫菜+猪肉 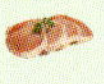 ▶化痰软坚、滋阴润燥

紫菜+鸡蛋 ▶补充维生素B_{12}和钙质

紫菜+萝卜 ▶软坚散结

紫菜+豆腐 ▶化痰止咳

红烧紫菜豆腐

▶净化血液、加速代谢

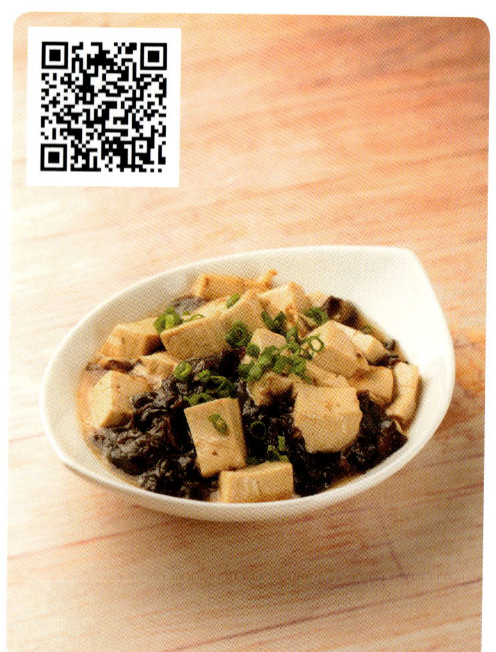

材料 水发紫菜70克，豆腐200克，葱花少许

调料 盐3克，白糖3克，生抽4毫升，水淀粉5毫升，芝麻油2毫升，老抽、鸡粉适量

做法 ①清水烧开，放入盐、食用油，倒入豆腐块，煮1分钟。

②用油起锅，倒入豆腐块翻炒。加清水、紫菜。放盐、鸡粉、生抽、老抽。

③加入白糖，炒匀调味，倒入水淀粉勾芡，淋入芝麻油，放入葱花，炒匀即可。

健康说法 紫菜含有植物蛋白、钙、铁等营养成分，可以净化血液，加速机体代谢，排除多余胆固醇，从而起到降血压的作用，适合高血压病患者食用。

紫菜凉拌白菜心

▶ 刺激肠胃蠕动、帮助消化

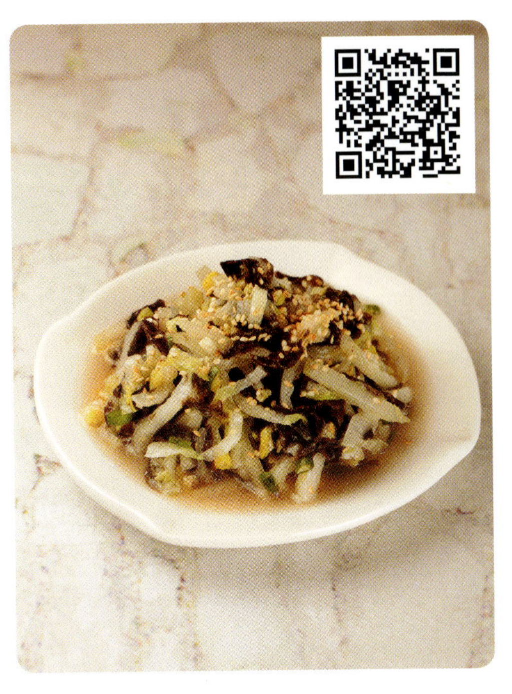

|材料| 大白菜200克，水发紫菜70克，熟芝麻10克，蒜末、姜末、葱花各少许

|调料| 盐3克，白糖3克，陈醋5毫升，芝麻油2毫升，鸡粉、食用油各适量

|做法| ①用油起锅，倒入蒜末、姜末，爆香，盛出，待用。

②清水烧开，放入盐、大白菜，略煮片刻。倒入紫菜，煮沸，捞出备用。

③焯煮好的食材，倒入炒好的蒜末、姜末，加盐、鸡粉、陈醋、白糖，淋入芝麻油，倒入葱花，拌匀即可。

健康说法 大白菜富含膳食纤维，具有刺激肠胃蠕动、促进机体废物排泄、帮助消化的功效，中老年人经常食用大白菜还能预防高血压。

紫菜包饭

▶ 延缓衰老、美容养颜

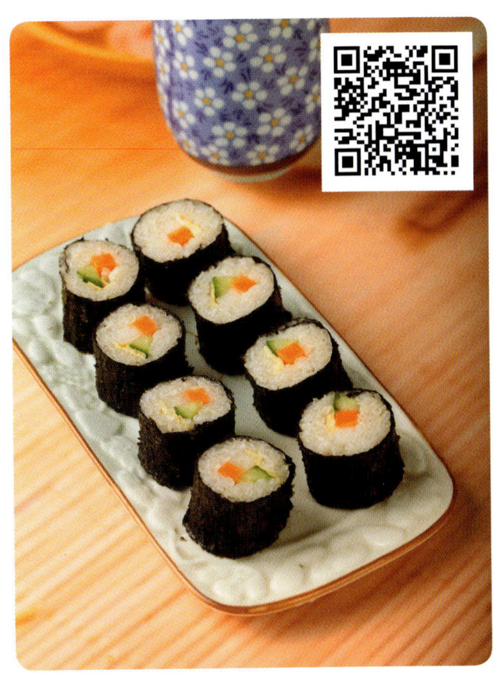

|材料| 寿司紫菜1张，黄瓜120克，胡萝卜100克，鸡蛋1个，酸萝卜90克，糯米饭300克

|调料| 鸡粉2克，盐5克，寿司醋4毫升

|做法| ①胡萝卜、黄瓜切条；鸡蛋打散，加盐调匀，入煎锅煎成蛋皮，切条。

②锅中注水烧开，放鸡粉、盐、食用油，放入胡萝卜、黄瓜略煮，捞出。

③将糯米饭倒入碗中，加寿司醋、盐拌匀，均匀地铺在紫菜上，压平，放上胡萝卜、黄瓜、酸萝卜、蛋皮，卷起，压成紫菜包饭，再切成段即可。

健康说法 本品软坚散结、补中益气，能降低胆固醇含量，降低血压，适合中老年人食用。

银耳

【Yin'er】

每日适用量：20克为宜

保健营养素：膳食纤维、多糖体

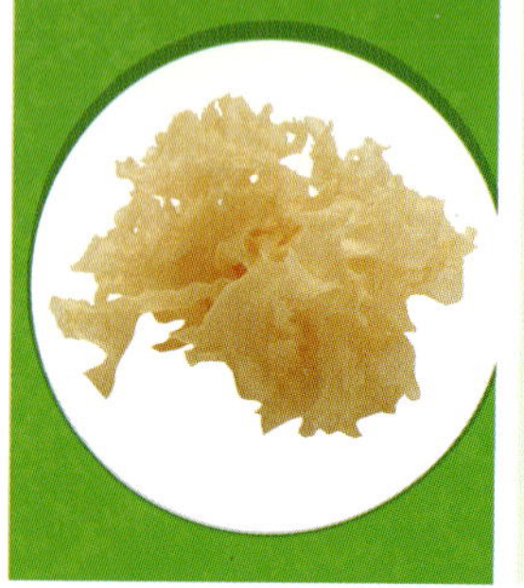

保健功效

银耳中含有大量的膳食纤维，可以刺激胃肠道蠕动，帮助胆固醇排出体外。银耳中的多糖体可抑制血小板聚集，预防血栓，保护血管环境，避免胆固醇附着，同时有抗肿瘤的作用。

食用注意

正常银耳为白色，略带黄色，朵大体松，肉质肥厚，坚韧而有弹性，散发出银耳特有的气味。变质银耳呈焦黄色或绿褐色，舌感刺激或有辣味，说明银耳已用硫黄熏过。银耳含有较多硝酸盐类。煮熟的银耳放置时间长，硝酸盐会在细菌的分解作用下，还原成亚硝酸盐。

健康搭配

银耳+莲子 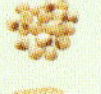 ▶滋阴润肺、降低血压

银耳+鹌鹑蛋  ▶健脑强身

雪莲果百合银耳糖水

▶强精补肾、润肠益胃

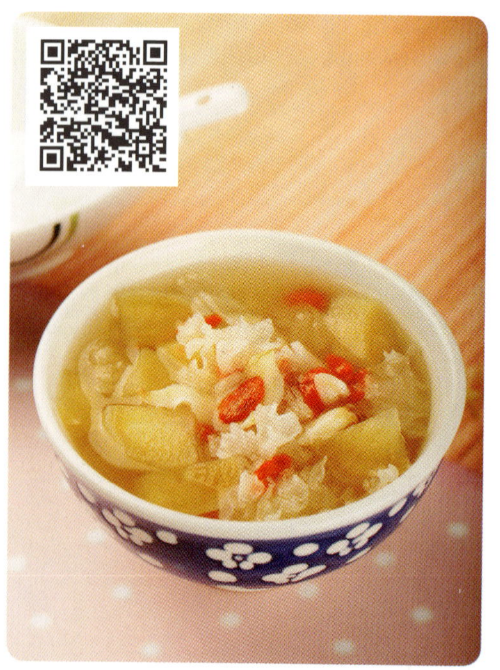

|材料| 水发银耳100克，雪莲果90克，冰糖40克，百合20克，枸杞10克

|做法| ①银耳切小块，雪莲果切成小块，备用。

②清水烧开，倒入切好的银耳、雪莲果、百合、枸杞，煮沸后小火煮20分钟，至食材熟软。

③倒入冰糖，转大火续煮片刻，至糖分完全溶化。

健康说法 银耳含有蛋白质、钙、磷、铁、钾等营养成分，有强精、补肾、润肠、益胃的功效。此外，银耳还含有海藻糖、甘露糖醇等肝糖，对促进血液循环、缓解血管压力均有一定的作用。

胡萝卜银耳汤

▶ 补肝明目、利膈宽肠

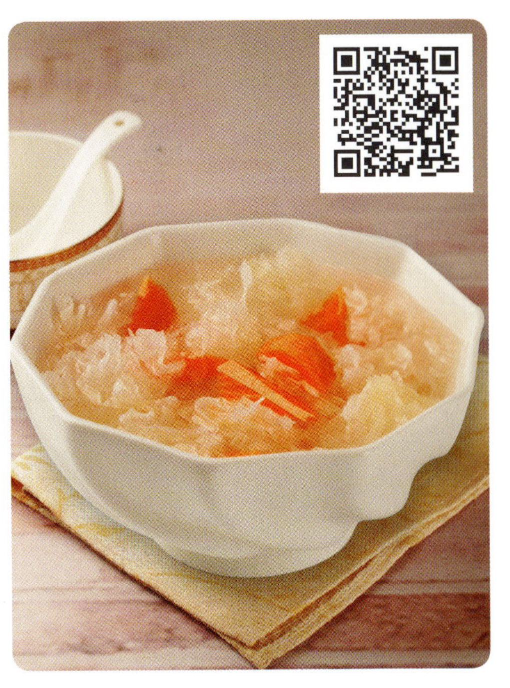

|材料| 胡萝卜200克，水发银耳160克

|调料| 冰糖30克

|做法| ①银耳洗净，切成小块，胡萝卜洗净，切成小块，备用。

②锅中注入适量清水烧开，倒入切好的银耳、胡萝卜，煮沸后小火煮20分钟，至食材熟软。

③倒入冰糖，转大火续煮片刻，至糖分完全溶化。略微搅拌，关火后盛出煮好的银耳汤，装入汤碗中即可。

健康说法 胡萝卜中含有胡萝卜素，有补肝明目的作用，可治疗夜盲症；植物纤维吸水性强，可以加强肠道的蠕动，从而利膈宽肠，通便防癌。

紫薯百合银耳羹

▶ 补充多种氨基酸、保养皮肤

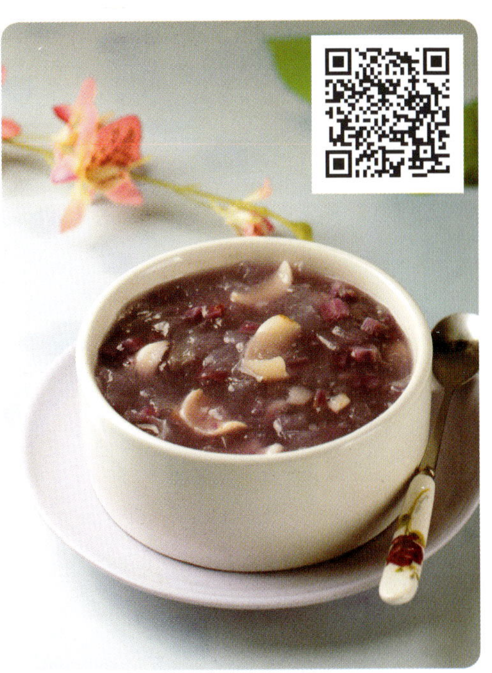

|材料| 水发银耳180克，鲜百合50克，紫薯120克

|调料| 白糖15克，水淀粉10毫升，食粉适量

|做法| ①清水烧开，加食粉、银耳，煮2分钟。将煮好的银耳捞出，备用。

②砂锅中清水烧开，放入紫薯，倒入鲜百合、银耳，小火炖15分钟。加入白糖，搅匀。

③倒入少许水淀粉，用勺搅至汤汁黏稠，装碗即可。

健康说法 银耳含有较多的植物胶质，有利于保养肌肤。银耳中的脂肪含量很低，非常适合老年人特别是女性食用。

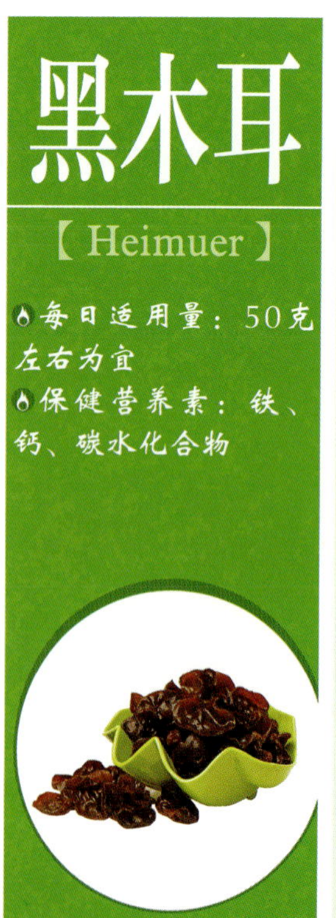

黑木耳

【Heimuer】

每日适用量：50克左右为宜

保健营养素：铁、钙、碳水化合物

保健功效

黑木耳中所含的铁有补血、活血的功效，能有效地预防缺铁性贫血；含有的钙有助于中老年人骨骼的健康，预防骨质疏松。黑木耳中的碳水化合物能为中老年人提供日常消耗的热量。

食用注意

鲜木耳有毒，吃了新鲜木耳后，经阳光照射会发生植物日光性皮炎，引起皮肤瘙痒，使皮肤暴露部分出现红肿、痒痛，产生皮疹、水泡，水肿。浸泡干木耳时最好换两到三遍水，才能最大限度地除掉有害物质。

健康搭配

黑木耳+绿豆 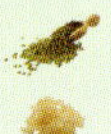 ▶降压消暑

黑木耳+银耳 ▶提高免疫力

黑木耳+豆腐 ▶益气止血、清热生津

黑木耳+红枣 ▶清热补虚

木耳炒腰花

▶健肾补腰、和肾理气

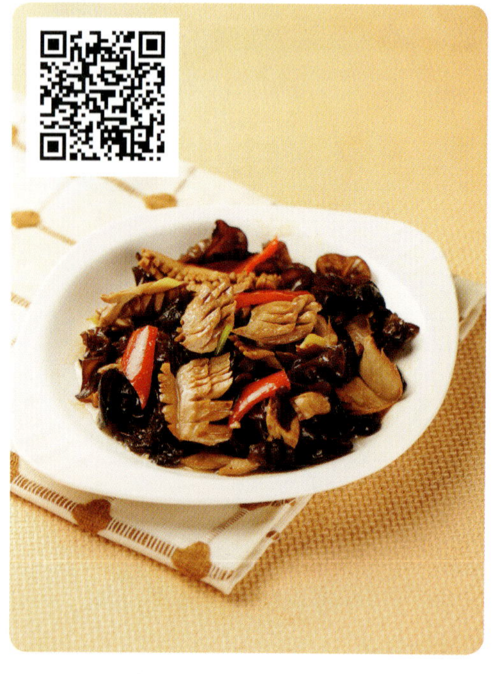

|材料| 猪腰200克，木耳100克，红椒20克，姜片、蒜末、葱段各少许

|调料| 盐3克，鸡粉2克，料酒5毫升，生抽、蚝油、水淀粉、食用油各适量

|做法| ①各材料切好备用。猪腰去筋膜，切片加入盐、鸡粉、料酒，倒入水淀粉，腌10分钟。木耳和猪腰汆水。

②用油起锅，放入姜片、蒜末、葱段、红椒、猪腰、料酒、木耳、生抽、蚝油、盐、鸡粉，倒入水淀粉，炒匀即可。

健康说法 猪腰有健肾补腰、和肾理气之功效，对肾虚腰痛、遗精盗汗、产后虚羸、身面水肿等症有食疗作用。糖尿病患者可以适量食用，以滋补肾脏。

甜椒紫甘蓝拌木耳

▶ 消除疲劳、预防感冒

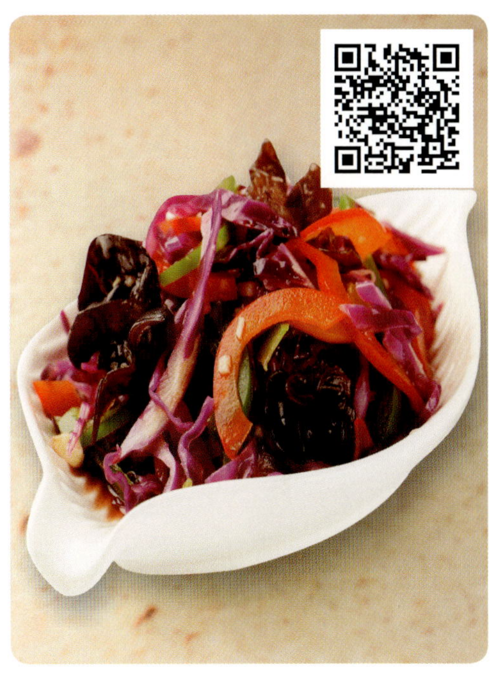

材料 紫甘蓝120克，彩椒90克，水发木耳40克，蒜末少许

调料 盐3克，鸡粉2克，白糖3克，陈醋10毫升，芝麻油、食用油各适量

做法 ①清水烧开，加入彩椒丝、盐、食用油，略煮片刻。倒入木耳、彩椒丝、紫甘蓝，煮1分钟。

②焯煮好的食材，撒上蒜末，淋入陈醋，加盐、鸡粉、白糖、芝麻油。

③盛入拌好的菜肴，摆好盘即成。

健康说法 彩椒含有多种维生素、微量元素，可改善黑斑及雀斑，还有消暑、补血、消除疲劳、预防感冒和促进血液循环等功效。高血压病患者食用彩椒，对调节血压有一定的食疗作用。

山药木耳炒核桃仁

▶ 减少血液凝块，预防血栓形成

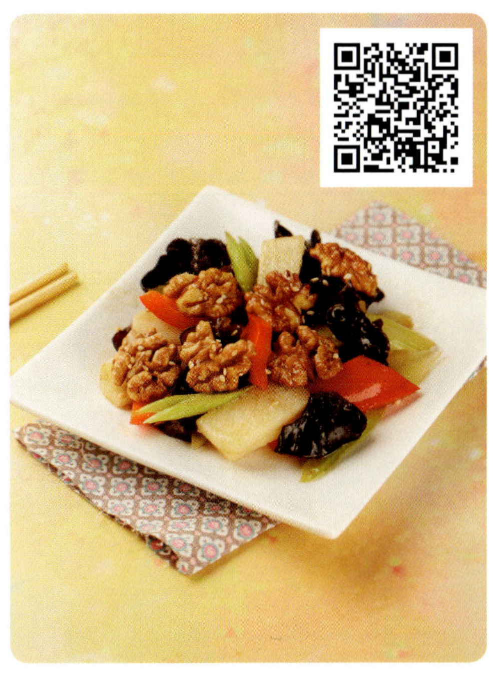

材料 山药90克，水发木耳40克，西芹50克，彩椒60克，核桃仁30克，白芝麻少许

调料 盐3克，白糖10克，生抽3毫升，水淀粉4毫升，食用油适量

做法 ①山药、木耳、西芹、彩椒汆水。

②核桃仁入热油炸香，与白芝麻拌匀。

③锅底留油，放白糖，倒入核桃仁，炒匀入碗。将焯过的食材过油翻炒，加盐、生抽、白糖，炒匀调味，淋水淀粉，翻炒均匀，装入盘中，放上核桃仁即可。

健康说法 黑木耳能抑制血小板凝结，减少血液凝块，预防血栓的形成，对高血压有食疗作用。

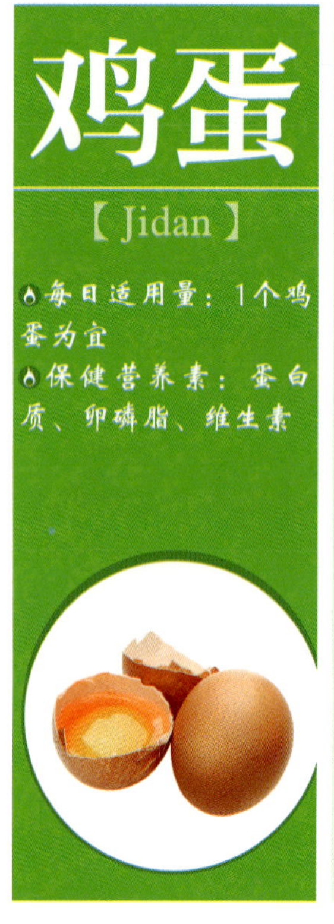

鸡蛋

【Jidan】

- 每日适用量：1个鸡蛋为宜
- 保健营养素：蛋白质、卵磷脂、维生素

保健功效

鸡蛋中富含蛋白质和卵磷脂，其中卵磷脂有抑制血小板凝聚和防止血栓形成的作用，还有保护血管壁、防止动脉硬化的功效，中老年人食用，可预防糖尿病性高血压、动脉硬化等。

食用注意

鸡蛋必须煮熟，不要生吃，打蛋时也须提防沾染到蛋壳上的杂菌。中老人吃鸡蛋应以煮、卧、蒸、甩为好。毛蛋、臭蛋不能吃。冠心病的人吃鸡蛋不宜过多。对已有高胆固醇血症者，尤其是重度患者，应尽量少吃或不吃，或可采取吃蛋白而不吃蛋黄的方式。

健康搭配

鸡蛋+西红柿 ▶预防心血管疾病

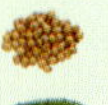

鸡蛋+大豆 ▶降低血脂

鸡蛋+苦瓜 ▶清热消暑

豌豆苗鸡蛋汤

▶ 补充微量元素、增强免疫力

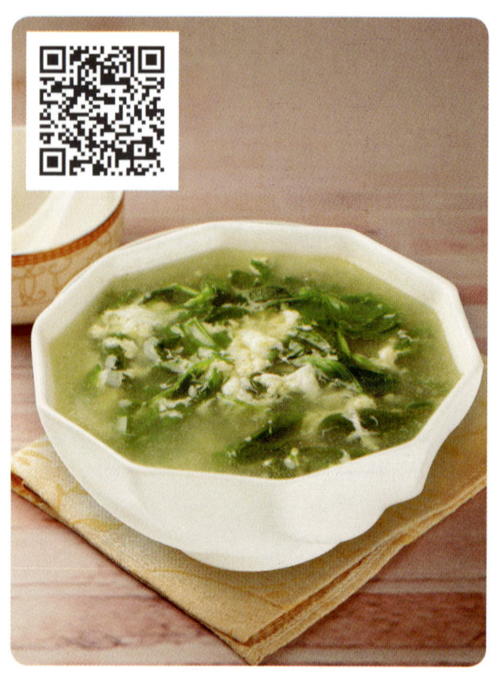

材料 豌豆苗200克，鸡蛋1个

调料 盐3克，鸡粉2克，胡椒粉、食用油各适量

做法 ①锅中注入适量清水烧开，倒入食用油，加盐、鸡粉、胡椒粉、豌豆苗，煮至熟软。

②倒入准备好的鸡蛋液，煮至汤中浮起蛋花。

③关火后盛出煮好的鸡蛋汤，装入汤碗中即可。

健康说法 豌豆苗含有蛋白质、膳食纤维、B族维生素、维生素C、胡萝卜素、钙等营养成分，能增强机体免疫力，减少胆固醇的吸收量，适合高血压病患者食用。

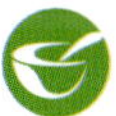 土豆丝摊鸡蛋

▶ 增强免疫力、促进新陈代谢

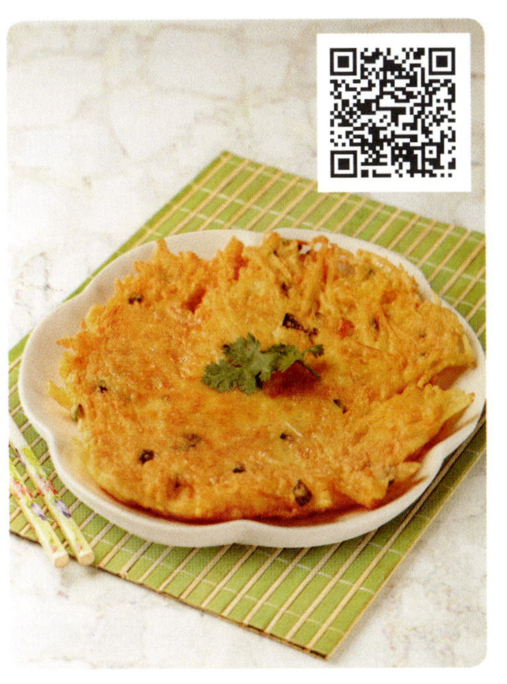

材料 土豆200克，鸡蛋2个，面粉90克，葱花少许

调料 盐3克，芝麻油2克

做法 ①土豆丝汆水。鸡蛋打散，加入少许盐，撒上葱花。

②加焯煮过的土豆丝，撒适量面粉，搅匀。淋芝麻油搅匀，制成蛋糊，备用。

③油烧至三成热，倒入蛋糊，摊成饼状，煎至蛋饼成形，翻转蛋饼，小火煎约1分钟，至两面熟透、呈焦黄色即可。

健康说法 鸡蛋含有蛋白质、维生素、铁、锌等营养物质，有增强免疫力、促进新陈代谢和大脑发育的功效。此外，鸡蛋的卵磷脂含量较多，可调节血压，对预防高血压有一定的作用。

木耳鸡蛋西蓝花

▶ 减少血液凝块、预防动脉粥样硬化

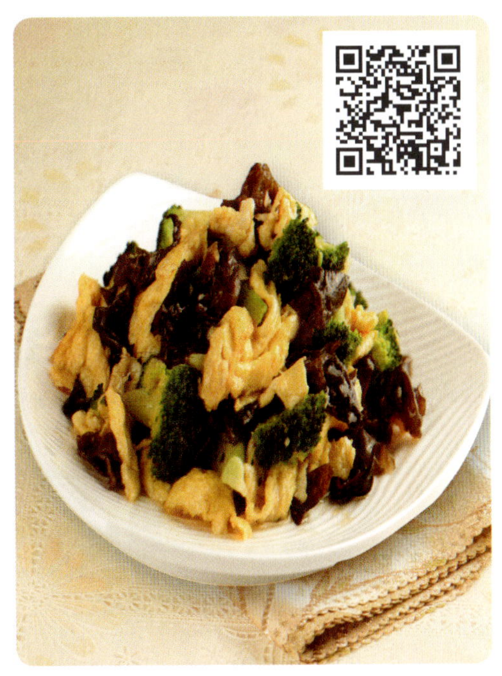

材料 水发木耳40克，鸡蛋2个，西蓝花100克，蒜末、葱段各少许

调料 盐4克，鸡粉2克，生抽5毫升，料酒10毫升，水淀粉4毫升，食用油适量

做法 ①木耳和西蓝花分别汆水。

②用油起锅，倒入蛋液炒熟，盛出。

③锅中热油，放入蒜末、葱段，爆香。倒入木耳和西蓝花，淋料酒，加炒好的鸡蛋、盐、鸡粉、生抽，炒匀调味。再倒入水淀粉，快速翻炒均匀即可。

健康说法 木耳含有维生素K、膳食纤维、核酸等营养物质，可减少血液凝块，预防动脉粥样硬化和冠心病的发生，减少人体对脂肪的吸收，有助于稳定血压，适合高血压病患者食用。

白菜

【Baicai】

◆每日适用量：200克为宜

◆保健营养素：维生素C、膳食纤维

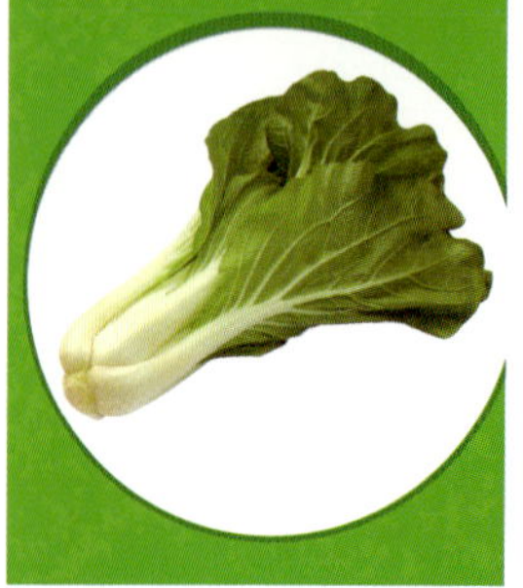

保健功效

白菜具有通利肠胃、清热解毒、止咳化痰、利尿养胃的功效，是营养极为丰富的蔬菜。白菜所含丰富的粗纤维能促进肠壁蠕动，稀释肠道毒素，常食可增强人体抗病能力，还有降低血压、降低胆固醇、预防心血管疾病的功用。

食用注意

有霉点或烂掉的白菜不能食用，因其含亚硝胺，易致癌；腹泻者尽量避免食用白菜。白菜滑肠，气虚胃寒的人更不能多吃。

健康搭配

白菜+猪肉 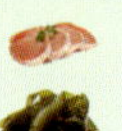 ▶补充营养、润肠通便

白菜+海带 ▶防止人体缺碘

白菜+虾仁 ▶防止牙龈出血

白菜+黄豆 ▶防止乳腺癌

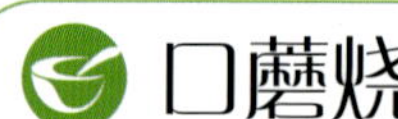

口蘑烧白菜

▶促进新陈代谢、补充维生素C

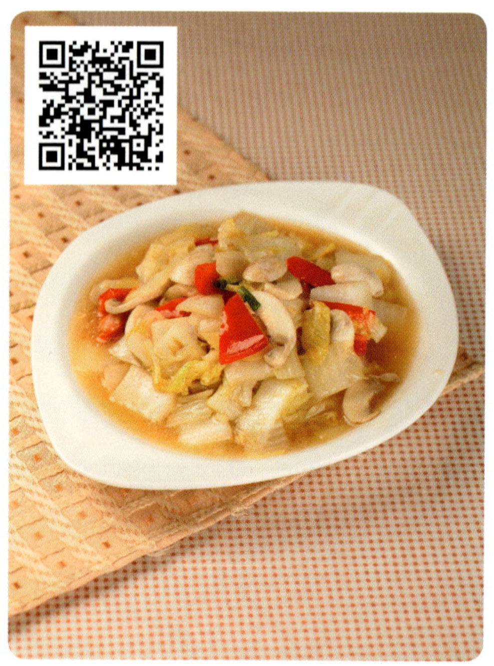

|材料| 口蘑90克，大白菜120克，红椒40克，姜片、蒜末、葱段各少许

|调料| 盐3克，鸡粉2克，生抽2毫升，料酒4毫升，水淀粉、食用油各适量

|做法| ①口蘑、大白菜、红椒汆水。

②用油起锅，放入姜片、蒜末、葱段，倒入焯煮好的食材，淋料酒，加入鸡粉、盐、生抽。

③倒入适量水淀粉，翻炒至食材熟透。

健康说法 白菜含有蛋白质、B族维生素、钙、磷、粗纤维等成分，对促进人体新陈代谢很有帮助。此外，白菜还含有维生素C，糖尿病患者常食，可以促进糖类物质的代谢，降低血糖。

白菜梗拌胡萝卜丝

补益脾胃、补血强身

|材料| 白菜梗120克，胡萝卜200克，青椒35克，蒜末、葱花各少许

|调料| 盐3克，鸡粉2克，生抽3毫升，陈醋6毫升，芝麻油适量

|做法| ①清水烧开，加盐，倒入胡萝卜丝，煮1分钟。放入白菜梗、青椒，再煮半分钟。至全部食材断生后捞出待用。

②在焯好的食材中，加入盐、鸡粉，淋生抽、陈醋，倒入芝麻油。

③撒上蒜末、葱花，搅拌至食材入味。

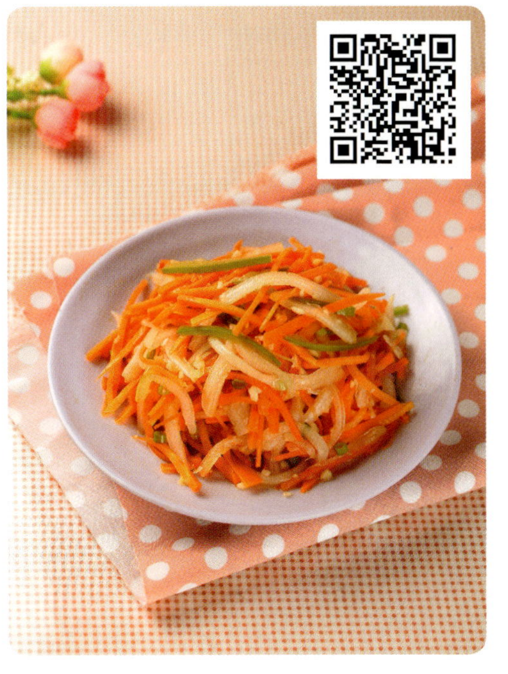

健康说法 胡萝卜含有胡萝卜素、维生素B_1、维生素B_2、钙、铁，有补益脾胃、补血强身等功效。此外，胡萝卜还含有降糖的物质，对降低糖尿病人的血糖值有一定的作用。

腰果葱油白菜心

延缓衰老、美容养颜

|材料| 腰果50克，大白菜350克，葱条20克

|调料| 盐2克，鸡粉2克，水淀粉、食用油各适量

|做法| ①热锅注油，烧至三成热，放入腰果，炸出香味，入盘备用。

②锅底留油，放葱条爆香。将葱条捞出，放大白菜、盐、鸡粉、水淀粉炒匀。

③炒好的菜盛入碗中，放上腰果即成。

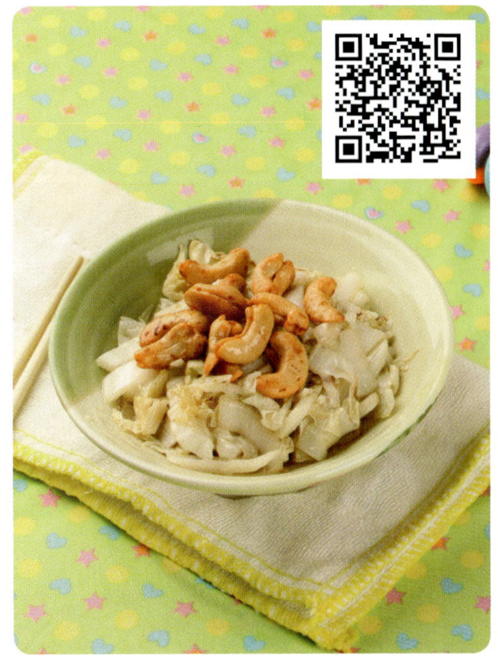

健康说法 腰果含有维生素A、B族维生素，可改善食欲不振，增强人体抗病能力。白菜含有膳食纤维、硒、钼，能通利肠胃、清热解毒。两者同食，可以促进消化，增强免疫力。

包菜

【Baocai】

- 每日适用量：200克
- 保健营养素：维生素E、维生素C、B族维生素

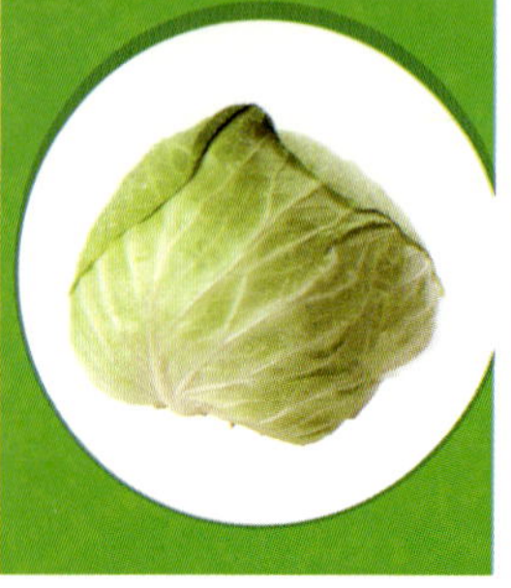

保健功效

包菜热量低，富含的维生素E可促进人体内胰岛素的生成和分泌，调节体内糖代谢。其中的维生素C和B族维生素，有调节新陈代谢的作用，对中老年人健康极为有益。

食用注意

皮肤瘙痒性疾病、眼部充血患者忌食。包心菜粗纤维含量多，且质硬，故脾胃虚寒、泄泻者不宜多食；另外对于腹腔和胸外科手术后、胃肠溃疡及其出血特别严重、腹泻及肝病患者不宜吃。

健康搭配

包菜+西红柿  ▶益气生津

包菜+猪肉 ▶补充营养、通便

包菜+柠檬 ▶促进溃疡愈合

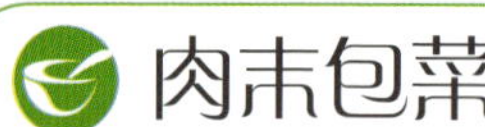

肉末包菜

▶预防骨质疏松

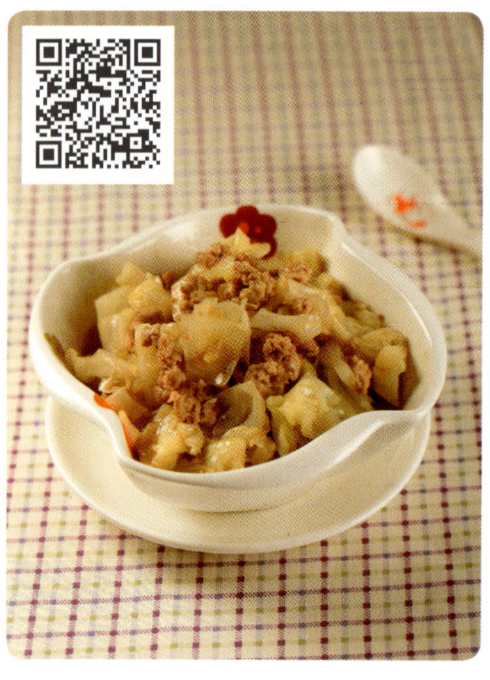

|材料| 包菜200克，肉末70克，姜末、蒜末各少许

|调料| 盐3克，鸡粉2克，料酒2毫升，生抽2毫升，水淀粉3毫升，食用油适量

|做法| ①清水烧开，放油、盐，倒入包菜，煮2分钟至熟，捞出待用。

②用油起锅，倒入肉末翻炒，加料酒、生抽、姜末、蒜末、包菜，翻炒匀。

③倒入少许清水，放入盐、鸡粉，用大火收汁，倒入水淀粉，炒匀至入味即可。

健康说法 包菜含有丰富的叶酸，还含有丰富的维生素A、钙和磷，能促进骨骼的发育，防止骨质疏松，对血液循环也很有好处。

包菜炒肉丝

▶ 补充钾、维生素C等微量元素

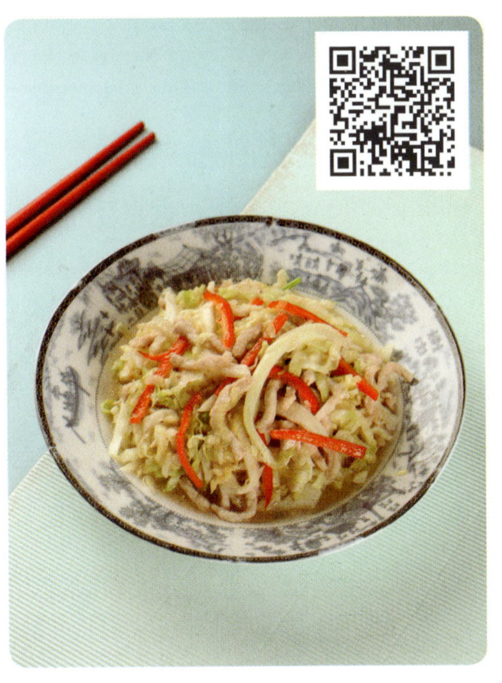

|材料| 猪瘦肉200克，包菜200克，红椒15克，蒜末、葱段各少许

|调料| 盐3克，白醋2毫升，白糖4克，料酒、鸡粉、水淀粉、食用油各适量

|做法| ①肉丝中加盐、鸡粉、水淀粉、食用油，腌渍10分钟至入味。

②包菜入开水中汆水。

③用油起锅，放蒜末、肉丝、料酒，翻炒。加包菜、红椒、白醋、盐、白糖、葱段，倒入水淀粉，拌炒均匀即可。

健康说法 包菜含有铜、钾、维生素C，对于大脑、肝、心等功能有重要影响。猪肉含有蛋白质、维生素B_1、锌等，可补充微量元素。

紫甘蓝包菜汁

▶ 促进新陈代谢、稳定血压

|材料| 紫甘蓝100克，包菜100克

|做法| ①紫甘蓝洗净，切成小块，备用。取榨汁机，选择搅拌刀座组合，将切好的包菜放入搅拌杯中。

②加入切好的紫甘蓝，倒入适量纯净水，选择“榨汁”功能，榨取蔬菜汁。

③将榨好的蔬菜汁倒入杯中即可。

健康说法 紫甘蓝营养丰富，含有较多的胡萝卜素、B族维生素、维生素C、粗纤维等营养成分，可以加速人体的新陈代谢，有助于稳定血压，比较适合高血压病患者食用。

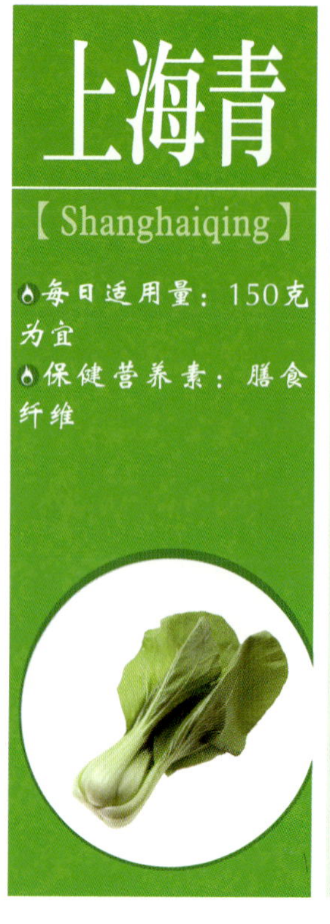

上海青

【Shanghaiqing】

- 每日适用量：150克为宜
- 保健营养素：膳食纤维

保健功效

上海青为低脂肪蔬菜，其中含有的膳食纤维能与食物中的胆固醇及三酰甘油结合，使其从粪便中排出，从而减少人体对脂类的吸收。另外，上海青所含的膳食纤维还可以缓解中老年人便秘。

食用注意

购买时要挑选新鲜、油亮、无虫、无黄叶的嫩上海青，用两指轻轻一掐即断者为佳。上海青不宜长期保存，放在冰箱中可保存24小时左右。目疾患者、疥疮、狐臭等慢性病患者要少食。

健康搭配

上海青+黑木耳  ▶平衡营养

上海青+豆腐  ▶清肺止咳

上海青+香菇  ▶预防癌症

上海青+鸡肉 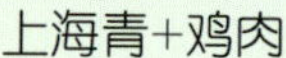  ▶强化肝功能

上海青炒鸡片

▶补充维生素E

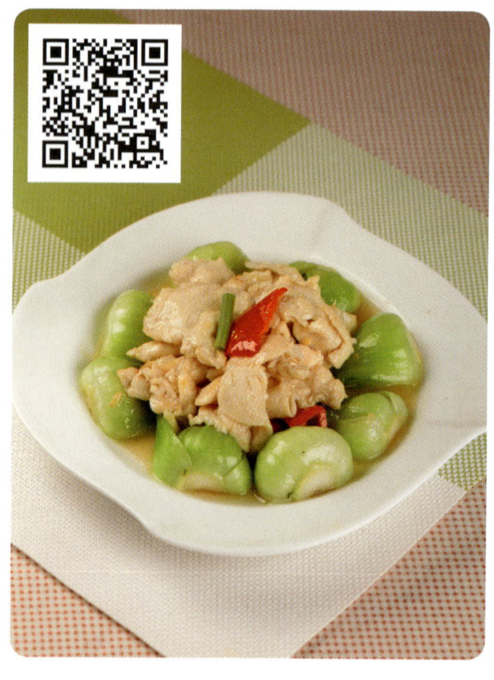

材料 鸡胸肉130克，上海青150克，红椒30克，姜片、蒜末、葱段各少许

调料 盐3克，鸡粉少许，料酒3毫升，水淀粉、食用油各适量

做法 ①鸡肉片加盐、鸡粉、水淀粉、食用油，腌渍10分钟。上海青汆水。

②用油起锅，倒入姜片、蒜末、葱段、红椒片、鸡肉片、料酒，翻炒松散。

③倒入上海青，加入鸡粉、盐、水淀粉，翻炒熟透即可。

健康说法 上海青含有钙、铁、钾、胡萝卜素，是人体黏膜及上皮组织维持生长的重要营养源。此外，上海青还含有较多的维生素E，糖尿病患者常食，可以减少心血管疾病的发生概率。

香菇蛋花上海青粥

▶ 增强细胞免疫能力，抑制癌细胞的生长

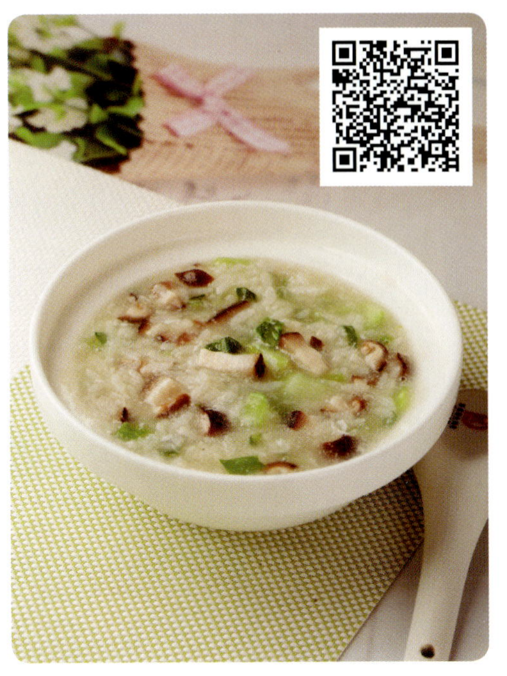

|材料| 水发香菇45克，上海青100克，水发大米150克，鸡蛋1个

|调料| 盐3克，鸡粉2克，食用油适量

|做法| ①上海青洗净切粒，香菇洗净切粒，鸡蛋取蛋清。

②砂锅中注水烧开，倒入大米拌匀。烧开后用小火煮30分钟至熟。放入香菇粒、上海青，加食用油、盐、鸡粉，拌匀调味。倒入蛋清，拌匀，略煮片刻。

③关火后盛入碗中即可。

健康说法 上海青含有人体黏膜及上皮组织维持生长的重要营养源。上海青含有维生素E，可以减少心血管疾病的发生概率，非常适合中老年人食用。

上海青汆猪肉丸

▶ 清热解毒、促进代谢

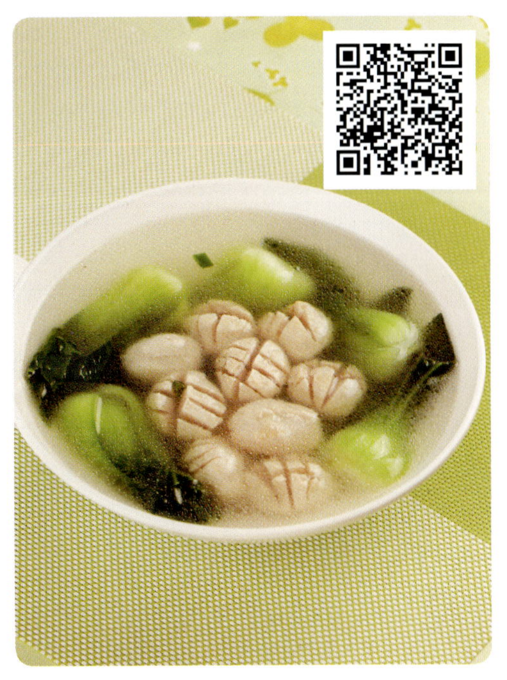

|材料| 猪肉丸150克，上海青160克，姜片、葱花各少许

|调料| 盐2克，鸡粉2克，胡椒粉、食用油各适量

|做法| ①上海青洗净，切去多余叶子，猪肉丸洗净切上网格花刀。

②锅中注清水烧开，倒入适量食用油，放姜片、猪肉丸，小火煮至熟透。

③放上海青拌匀，加盐、鸡粉、胡椒粉调味，放葱花拌匀即可。

健康说法 上海青能与胆酸盐和食物中的胆固醇及三酰甘油结合，因此具有降脂降糖的功效。

西蓝花

【Xilanhua】

每日适用量：200克为宜

保健营养素：铬

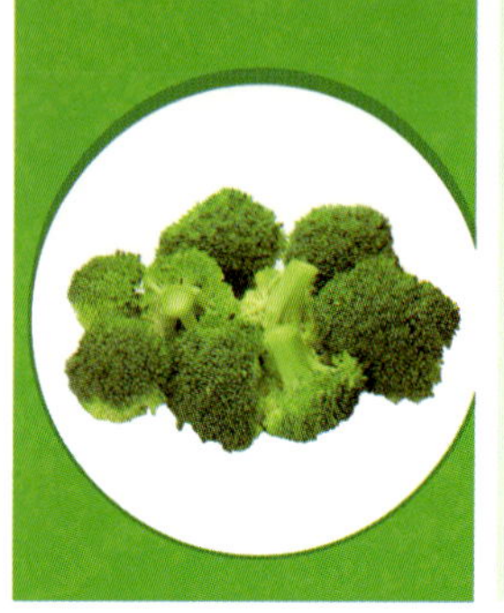

保健功效

西蓝花含有丰富的铬，能促进胰岛素分泌，有效调节血糖水平，适合患糖尿病的中老年人食用。西蓝花中还含有大量的膳食纤维，不仅能促进肠胃蠕动，还有利于脂肪代谢，可预防高脂血症。

食用注意

一般人都可以食用，高血脂、口干渴、消化不良、食欲不振、大便干燥患者，体内缺乏维生素K者宜常吃，但尿路结石者不宜食用西蓝花。食用西蓝花前，将其放在盐水里浸泡几分钟，可去除残留农药。

健康搭配

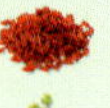
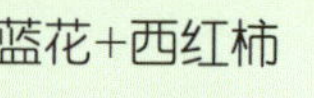
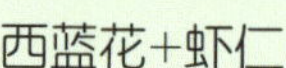

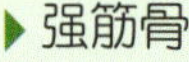

搭配	功效
西蓝花+枸杞	有利于营养吸收
西蓝花+西红柿	防癌、抗癌
西蓝花+胡萝卜	预防消化系统疾病
西蓝花+虾仁	强筋骨

椰香西蓝花

▶ 消食祛热、补脾益气

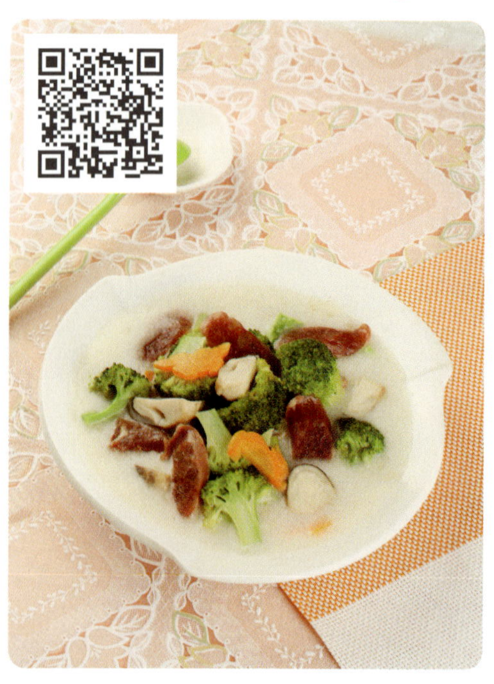

材料 西蓝花200克，草菇100克，香肠120克，牛奶、椰浆各50毫升，胡萝卜片、姜片、葱段各少许

调料 盐3克，鸡粉2克，水淀粉、食用油各适量

做法 ①草菇和西蓝花汆水。

②用油起锅，放入胡萝卜片、姜片、葱段、香肠，翻炒。倒入清水，加入焯煮过的食材，倒入牛奶、椰浆。中火续煮，汤汁沸腾后加入盐、鸡粉。

③煮至食材熟透。用水淀粉勾芡即可。

健康说法 草菇营养丰富，味道鲜美，含有维生素C、蛋白质，有消食祛热、补脾益气的作用。此外，草菇还含有磷、钾、钙等营养元素。

西蓝花土豆泥

补充矿物质元素

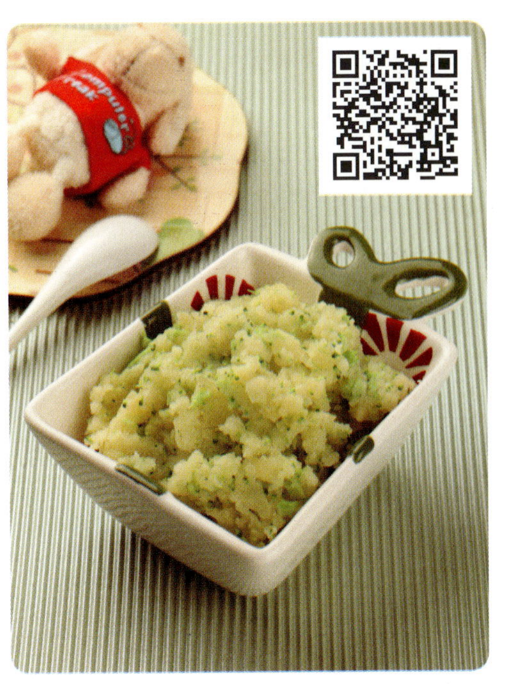

|材料| 西蓝花50克，土豆180克

|调料| 盐少许

|做法| ①清水烧开，放入西蓝花，煮1分至熟。将土豆放入蒸锅中，中火蒸15分钟至其熟透。

②土豆剁成泥，西蓝花切碎，剁成末，将二者混合。

③加入少许盐，用小勺子拌约1分钟至完全入味。

健康说法 西蓝花含有蛋白质、脂肪、矿物质、维生素C和胡萝卜素等成分，其所含的矿物质成分比其他蔬菜更全面，能够有效补充各种营养成分。

西蓝花炒什蔬

降低血中胆固醇含量

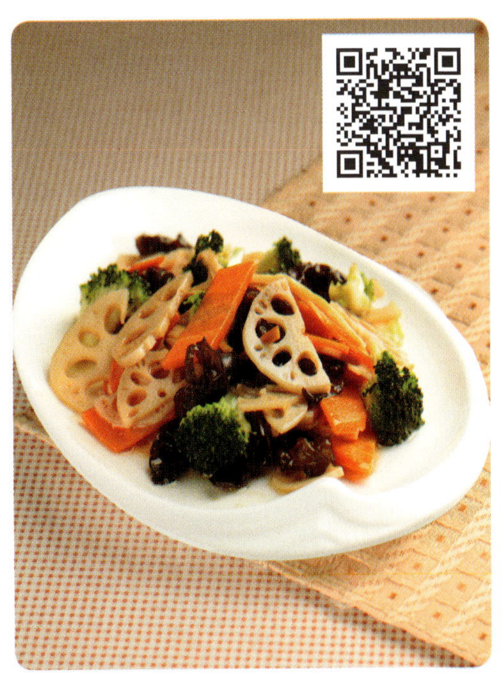

|材料| 西蓝花120克，水发黄花菜90克，水发木耳40克，莲藕90克，胡萝卜90克，姜片、蒜末、葱段各少许

|调料| 盐2克，鸡粉2克，料酒10毫升，蚝油10克，水淀粉4毫升，食用油适量

|做法| ①胡萝卜、木耳、莲藕、黄花菜、西蓝花汆水。

②用油起锅，放入姜片、蒜末、葱段，爆香。倒入焯过水的食材，淋入料酒，放入鸡粉、盐、蚝油，继续翻炒。

③倒入适量水淀粉，快速炒匀即可。

健康说法 黄花菜能显著降低血清中胆固醇的含量。对高血压病患者来说，黄花菜是一种非常好的降压食材。

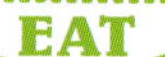

冬瓜

【Donggua】

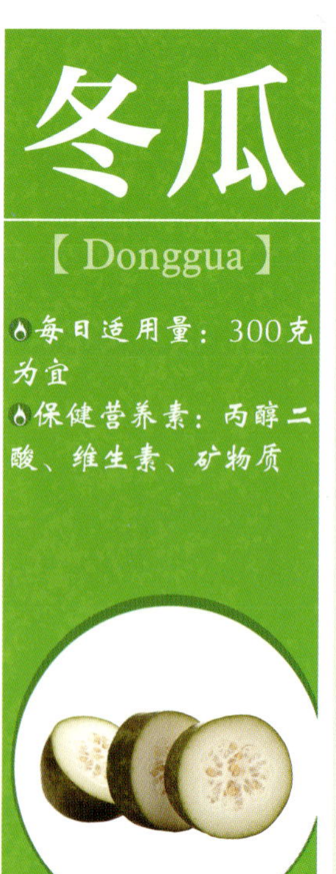

◎每日适用量：300克为宜

◎保健营养素：丙醇二酸、维生素、矿物质

保健功效

冬瓜中含有的丙醇二酸能抑制糖类转化为脂肪，可预防人体内的脂肪堆积。冬瓜富含多种维生素、膳食纤维和钙、磷、铁等矿物质，且钾盐含量很高，钠盐含量低，尤其适合中老年人食用。

食用注意

冬瓜是一种解热利尿比较理想的食材，连皮一起煮汤，效果更明显。脾胃虚弱、肾脏虚寒、久病滑泄、阳虚肢冷者不宜常食冬瓜。

健康搭配

冬瓜+海带 ▶降压

冬瓜+甲鱼 ▶润肤、明目

冬瓜+排骨 ▶益气补虚

冬瓜+竹笋  ▶排钠降压、利尿消肿

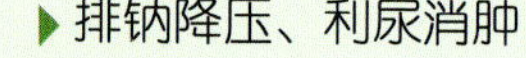

淮山冬瓜汤

▶利尿祛湿、防止体内脂肪堆积

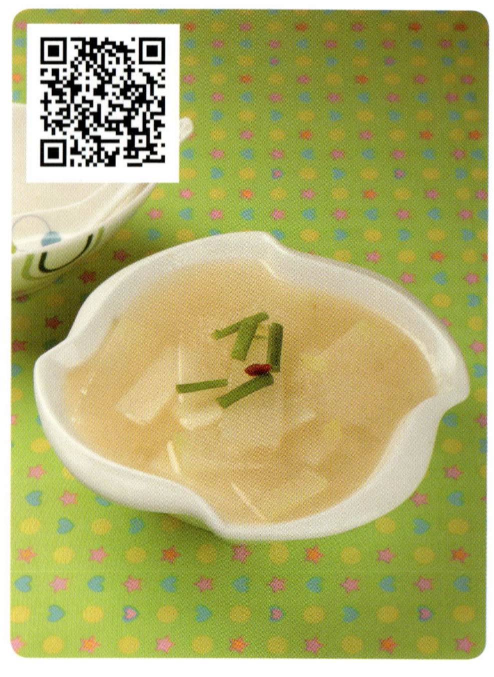

|材料| 山药100克，冬瓜200克，姜片、葱段各少许

|调料| 盐2克，鸡粉2克，食用油适量

|做法| ①用油起锅，放入姜片、冬瓜，加清水，放入山药。烧开后用小火煮15分钟至食材熟透。

②揭开盖，放入适量盐，加入适量鸡粉，拌匀调味。

③将锅中汤料盛出，装入碗中，放入葱段即可。

健康说法 冬瓜含有的丙醇二酸具有利尿祛湿的功效，还能抑制淀粉、糖类转化为脂肪，防止体内脂肪的堆积，对预防血脂黏稠及由此导致的血压升高等疾病有利，很适合糖尿病患者食用。

海带冬瓜烧排骨

▶ 清热解毒、利水消肿

|材料| 海带80克，排骨400克，冬瓜180克，八角、花椒、姜片、蒜末、葱段各少许

|调料| 料酒8毫升，生抽4毫升，白糖3克，水淀粉2毫升，芝麻油2毫升，盐、食用油各适量

|做法| ①冬瓜洗净切块，海带洗净切块，排骨洗净，汆去血水。

②用油起锅，放八角、姜片、蒜末、葱段爆香，倒入排骨翻炒，放花椒、生抽、料酒翻炒，加水煮沸，小火焖15分钟。放冬瓜、海带，焖熟。

③加盐、白糖调味，大火收汁，加水淀粉勾芡，淋芝麻油炒匀即可。

健康说法 冬瓜属高钾低钠食物，能降血压，适合高血压病患者食用。

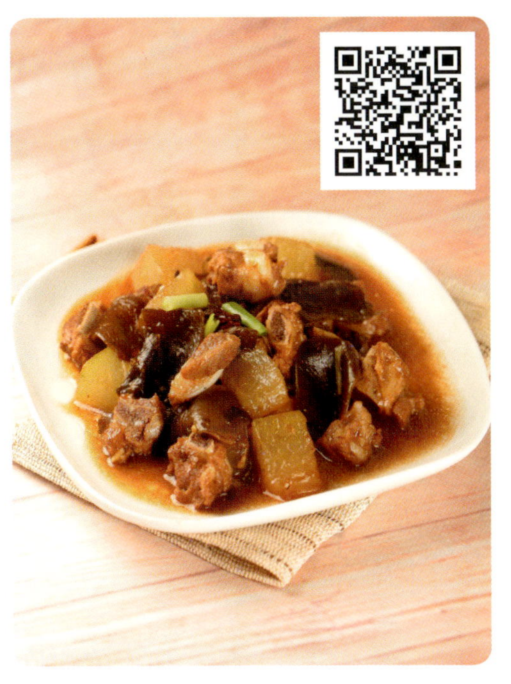

冬瓜银耳莲子汤

▶ 补充钾、钙、锌等多种微量元素

|材料| 冬瓜300克，水发银耳100克，水发莲子90克，冰糖30克

|做法| ①清水烧开，倒入莲子、银耳。小火煮20分钟，至食材熟软。

②揭开盖，倒入冬瓜丁，拌匀。用小火再煮15分钟，至冬瓜熟软。

③放入冰糖，搅拌匀，用小火续煮5分钟，至冰糖溶化即可。

健康说法 冬瓜含有抗坏血酸、硫胺素、核黄素及钾、钙、锌、铜等营养物质，其钾含量显著高于钠含量，属典型的高钾低钠型蔬菜，对需进食低钠食物的高血压病患者大有益处。

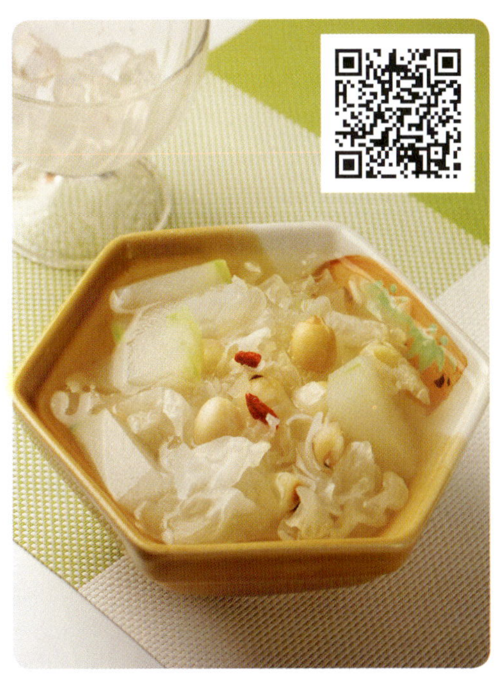

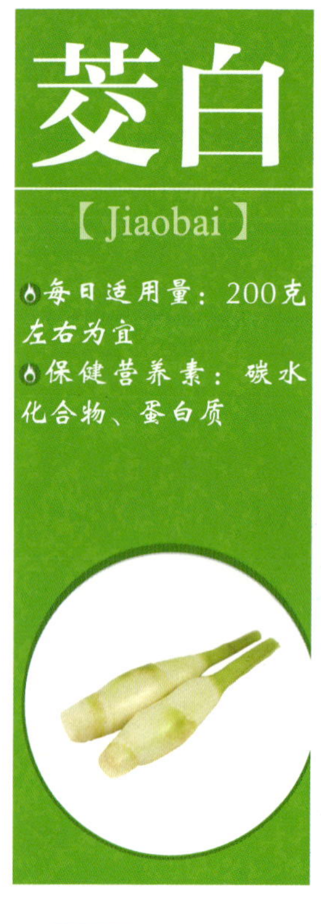

茭白

【Jiaobai】

每日适用量：200克左右为宜

保健营养素：碳水化合物、蛋白质

保健功效

茭白甘寒，性滑而利，既能利尿祛水，辅助治疗四肢水肿、小便不利等症，又能清暑解烦而止渴，夏季食用尤为适宜。茭白含有的碳水化合物、蛋白质等，能有效补充中老年人所需的营养物质，具有强壮身体的作用。

食用注意

茭白是酸性食物，服用磺胺药时禁止服用茭白。茭白与豆腐若同时进入人体，会生成不溶性的草酸钙，不但会造成钙质流失，还可能沉积成结石。其性寒能发旧病，凡肠胃虚寒及疮疡化脓者勿食。

健康搭配

茭白+芹菜 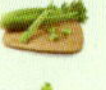 ▶润肠降压

茭白+西红柿 ▶清热解毒、利尿降压

茭白+黑木耳 ▶预防高血压

茭白+鸡蛋 ▶增强食欲

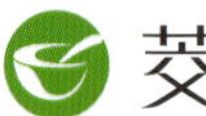

茭白烧黄豆

▶保护心脑血管

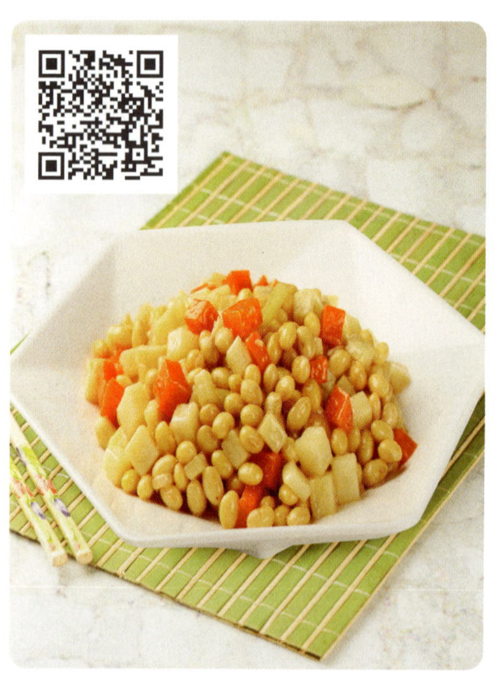

|材料| 茭白180克，彩椒45克，水发黄豆200克，蒜末、葱花各少许

|调料| 盐3克，鸡粉3克，蚝油10克，水淀粉4毫升，芝麻油2毫升，食用油适量

|做法| ①茭白切丁。彩椒切丁。与黄豆共同汆水。

②锅中热油，加蒜末爆香。倒入焯过水的食材，炒匀。放蚝油、鸡粉和盐炒匀。加水，大火收汁。加水淀粉勾芡。放芝麻油、葱花，炒匀。

③关火，盛入盘中即可。

健康说法 黄豆含有蛋白质、维生素、铁、镁、锰、铜、锌、硒等营养成分，黄豆中还含有异黄酮，能降低血压和胆固醇，可预防高血压及血管硬化，对中老年人很有益处。

紫甘蓝拌茭白

▶ 延缓衰老、降压降脂

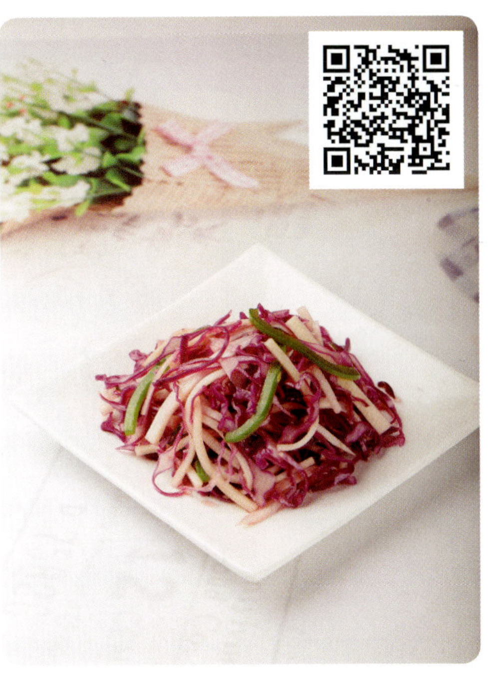

|材料| 紫甘蓝150克，茭白200克，彩椒50克，蒜末少许

|调料| 盐2克，鸡粉2克，陈醋4毫升，芝麻油3毫升，食用油、生抽各适量

|做法| ①茭白洗净切丝。彩椒洗净切丝。紫甘蓝洗净切丝。

②锅中注水烧开，加食用油。倒入茭白，煮半分钟。加入紫甘蓝、彩椒，拌匀，再煮半分钟至断生。

③捞出，装入碗中，放入蒜末。加入生抽、盐、鸡粉，淋入陈醋、芝麻油，搅拌均匀，装入盘中即可。

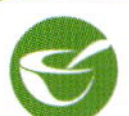
健康说法 紫甘蓝能促进新陈代谢，排出体内多余胆固醇，平衡人体血压，适合高血压病者食用。

茭白鸡丁

▶ 降胆固醇、美容养颜

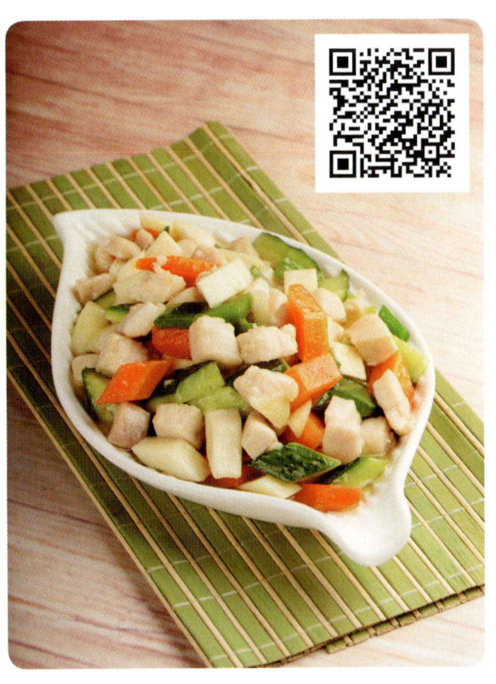

|材料| 鸡胸肉250克，茭白100克，黄瓜100克，胡萝卜90克，圆椒50克，蒜末、姜片、葱段各少许

|调料| 盐3克，鸡粉3克，水淀粉9毫升，料酒8毫升，食用油适量

|做法| ①胡萝卜、黄瓜、茭白切丁。圆椒切块。鸡胸肉切丁，放盐、鸡粉、水淀粉、食用油腌渍。胡萝卜、茭白、鸡丁汆水。

②用油起锅，放葱姜蒜爆香。倒入鸡肉丁、料酒炒香。倒入黄瓜、胡萝卜和茭白炒匀。放盐、鸡粉、水淀粉炒匀。

③关火，盛出入盘中即可。

健康说法 胡萝卜所含的琥珀酸钾盐，有助于防止血管硬化，降低胆固醇，从而起到降低血压的功效。

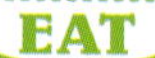

菠菜

【Bocai】

- 每日适用量：200克为宜
- 保健营养素：膳食纤维

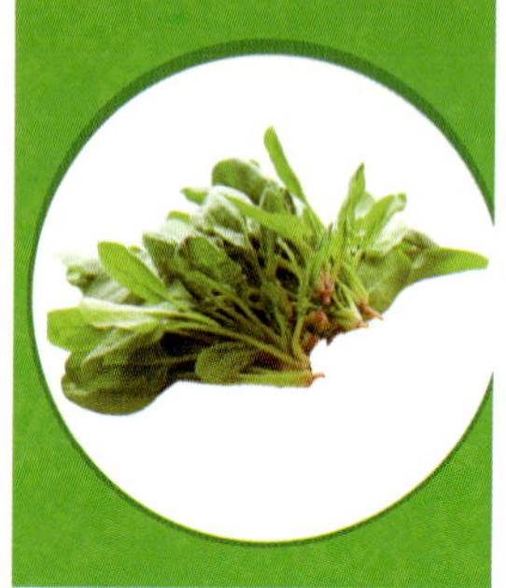

保健功效

菠菜中的膳食纤维可缓解血糖上升过快，刺激胃肠蠕动，加快胆固醇的排出，有利于脂肪和糖分代谢，是控制血脂与血糖的必须物质。

食用注意

菠菜中含有草酸，食用后会影响人体对钙的吸收，所以烹炒前宜水焯，减少草酸含量。肾炎患者、肾结石患者、脾虚便溏者不宜食用菠菜。

健康搭配

菠菜+胡萝卜		降低血压，保护血管壁
菠菜+鸡蛋		预防贫血、营养不良
菠菜+粳米		健脾益气
菠菜+莲藕		清肝明目

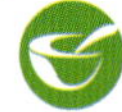

菠菜炒猪肝

补血健脾、养肝明目

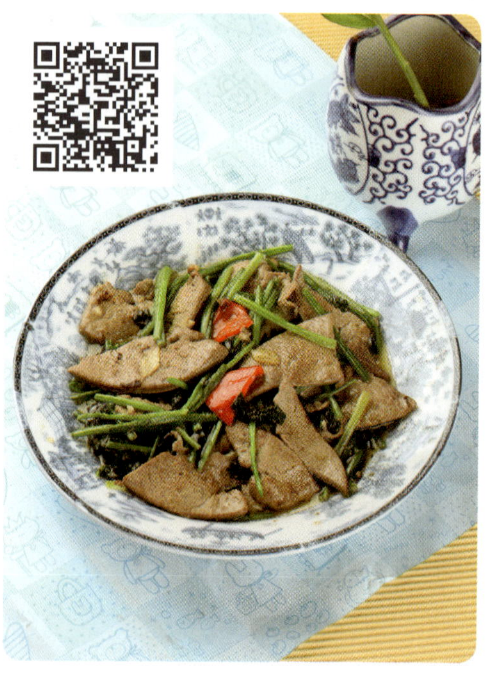

材料 菠菜200克，猪肝180克，红椒10克，姜片、蒜末、葱段各少许

调料 盐、鸡粉、料酒、水淀粉、食用油各适量

做法 ①猪肝切片，放入盐、鸡粉、料酒、水淀粉、油，腌渍10分钟。

②用油起锅，放入姜片、蒜末、葱段、红椒、猪肝，淋入料酒，放入菠菜，炒至熟软。

③加入盐、鸡粉、水淀粉，快速拌炒均匀即可。

健康说法 猪肝含有维生素、铁、锌、铜、硒等，有补血健脾、养肝明目的功效。猪肝还是天然的补血妙品。

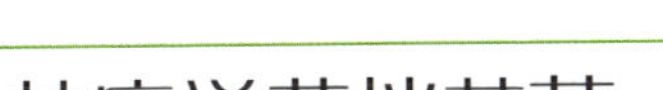

芝麻洋葱拌菠菜

▶ 滋补肝肾、益精填血

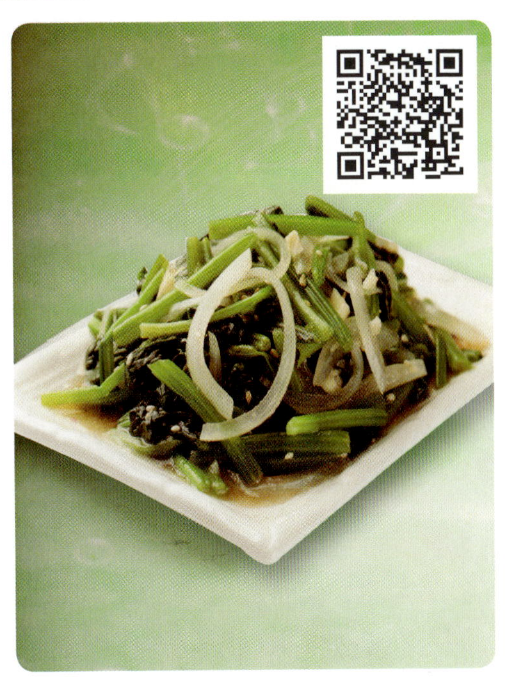

|材料| 菠菜200克，洋葱60克，白芝麻3克，蒜末少许

|调料| 盐2克，白糖3克，生抽4毫升，凉拌醋4毫升，芝麻油3毫升，食用油适量

|做法| ①锅中注入适量清水，淋入食用油，放入菠菜，焯煮半分钟。倒入洋葱丝，再煮半分钟。

②将菠菜、洋葱装入碗中，加盐、白糖、生抽、凉拌醋、蒜末、芝麻油、白芝麻，搅拌均匀。

健康说法 白芝麻含有维生素E、维生素B_1、亚油酸、蛋白质、钾、钙、磷、铁等营养成分，具有补肝肾、滋五脏、益精血的功效，常食能显著降低高血压的发病概率。

菠菜胡萝卜蛋饼

▶ 增加冠状动脉血流量，降低血脂

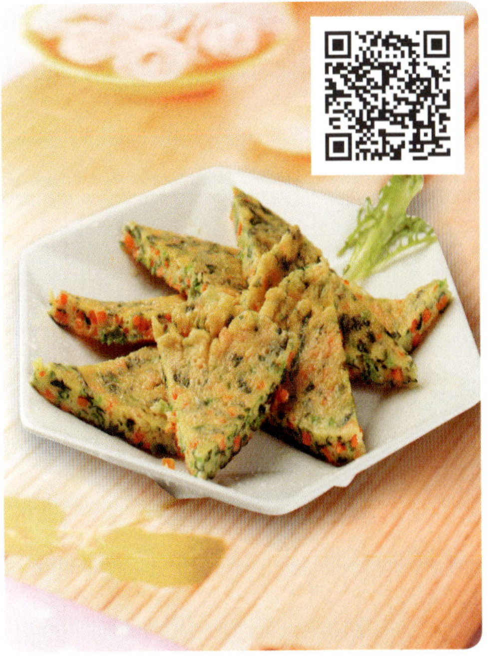

|材料| 菠菜80克，胡萝卜100克，鸡蛋2个，面粉90克，葱花少许

|调料| 盐3克，食用油适量

|做法| ①清水烧开，加入盐、食用油、胡萝卜、菠菜，煮半分钟。鸡蛋打散，加盐，调匀。

②将胡萝卜和菠菜倒入蛋液中，加入葱花、面粉，用筷子调匀。

③油烧热，倒入蛋液，摊成饼状，煎至两面金黄。盛出，切块装盘即可。

健康说法 胡萝卜含有维生素B_1、维生素B_2、钙、铁、磷等营养物质，能增加冠状动脉血流量，降低血脂，促进肾上腺素的合成，还有降血压的作用，是高血压病患者的食疗佳品。

白萝卜

【Bailuobo】

每日适用量：200克左右为宜

保健营养素：香豆酸

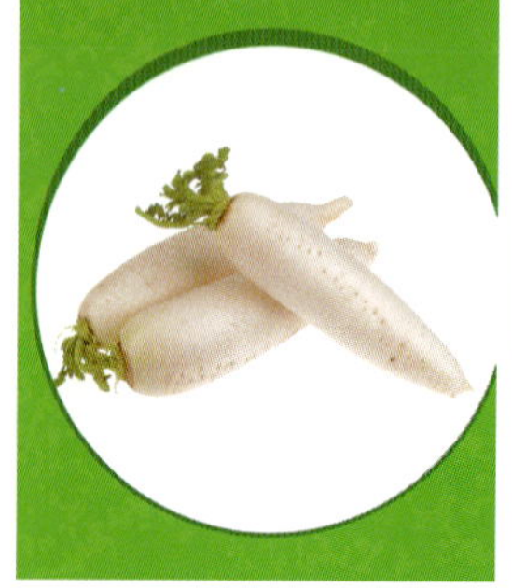

保健功效

白萝卜富含香豆酸等活性成分，能够降低血糖、胆固醇，促进脂肪代谢，适合患有高血压性糖尿病、高血脂、肥胖症等症的中老年人食用。

食用注意

选购白萝卜以个体大小均匀、表面光滑者为优。保存白萝卜最好能带泥存放，如果室内温度不太高，可放在阴凉通风处。白萝卜做法多样，可生食、炒食、作为药膳等。阴盛偏寒体质者、脾胃虚寒者、胃及十二指肠溃疡者、慢性胃炎者不宜多食。

健康搭配

白萝卜+紫菜 ▶清肺热、治咳嗽

白萝卜+金针菇  ▶治疗消化不良

白萝卜+花生  ▶防癌抗癌

白萝卜+豆腐  ▶健脾养胃

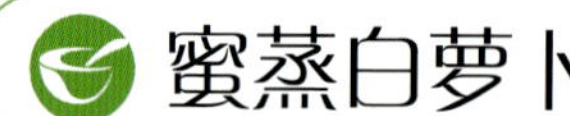

蜜蒸白萝卜

▶消食开胃、化痰止咳

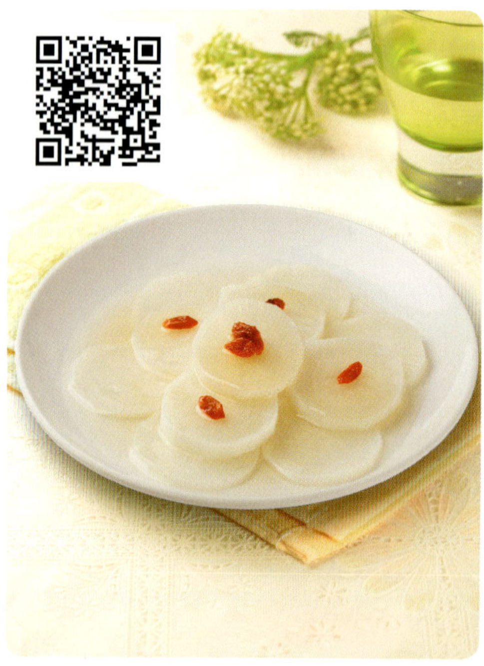

|材料| 白萝卜350克，枸杞8克，蜂蜜50克

|做法| ①白萝卜切成片，放入蒸盘。再撒上洗净的枸杞，待用。

②装有白萝卜的蒸盘放入蒸锅，大火蒸约5分钟，至白萝卜熟透。

③取出蒸好的萝卜片，趁热浇上备好的蜂蜜即成。

健康说法 白萝卜含有糖类、蛋白质、B族维生素、胡萝卜素、钙、磷、铁等营养物质，有消食开胃、化痰止咳的功效。此外，白萝卜的维生素C含量较多，有平稳血压的作用，适合高血压病患者食用。

杏仁百合白萝卜汤

▶ 润肺止咳、宁心安神

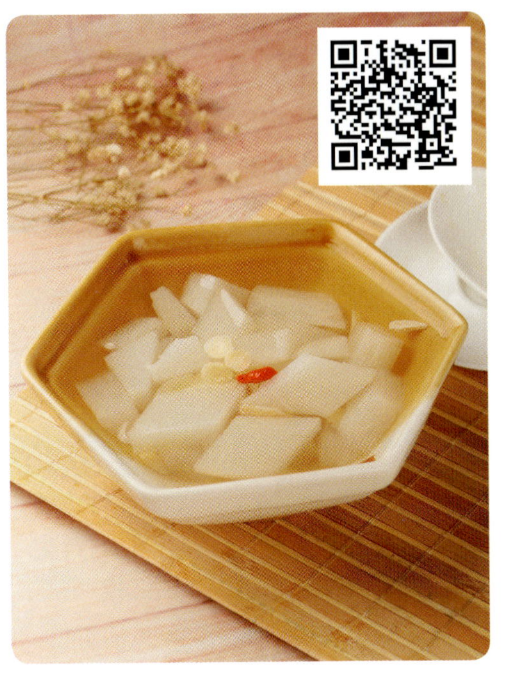

|材料| 杏仁15克，干百合20克，白萝卜200克

|调料| 盐3克，鸡粉2克

|做法| ①清水烧开，放入干百合、杏仁，再加入白萝卜丁，用小火煮20分钟至其熟软。

②揭开锅盖，放入盐，加入适量鸡粉，拌匀调味。

③关火后盛出煮好的萝卜汤，装入碗中即可。

健康说法 百合含有蛋白质、维生素B_1、维生素B_2、维生素C、钙、磷、铁、镁、锌、硒、秋水仙碱等营养成分，有润肺止咳、宁心安神等功效。

红枣白萝卜猪蹄汤

▶ 补脾和胃、养心安神

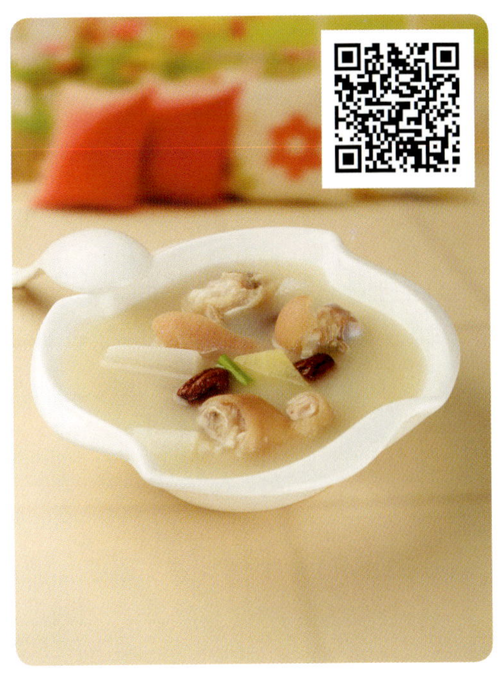

|材料| 白萝卜200克，猪蹄400克，红枣20克，姜片少许

|调料| 盐2克，鸡粉2克，料酒16毫升，胡椒粉2克

|做法| ①清水烧开，倒入猪蹄。淋料酒，至煮沸。捞出待用。

②砂锅中倒入清水烧开，放入猪蹄、红枣、姜片，淋料酒，烧开后小火煮40分钟，至食材熟软。

③倒入白萝卜，小火续煮20分钟，至全部食材熟透。放入适量盐、鸡粉、胡椒粉即可。

健康说法 红枣具有补脾和胃、扩张血管、改善心肌营养的作用，对于脾胃不适引起的失眠有一定的改善作用。

西红柿

【Xihongshi】

每日适用量：200克左右为宜

保健营养素：番茄红素

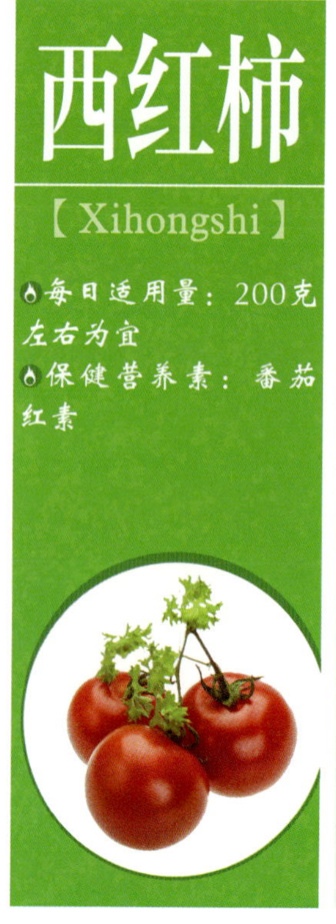

保健功效

西红柿中的番茄红素具有类似胡萝卜素的强力抗氧化的作用，可清除自由基，防止低密度脂蛋白受到氧化，还能降低血浆胆固醇浓度，有利于中老年人降低血压，同时还能抗癌。

食用注意

不能吃未成熟的西红柿，青色西红柿含有大量的有毒番茄碱，食用后会出现恶心、呕吐、全身乏力等中毒症状，对身体有害。急性肠炎、菌痢者及溃疡活动期病人不宜食用西红柿。

健康搭配

西红柿+芹菜 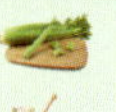 ▶降低血压、健胃消食

西红柿+蜂蜜 ▶补血养颜

西红柿+豆腐 ▶降低血中胆固醇

西红柿+洋葱 ▶生津止渴、健胃消食

西红柿生鱼豆腐汤

▶健脾消肿、清热解毒

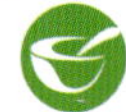

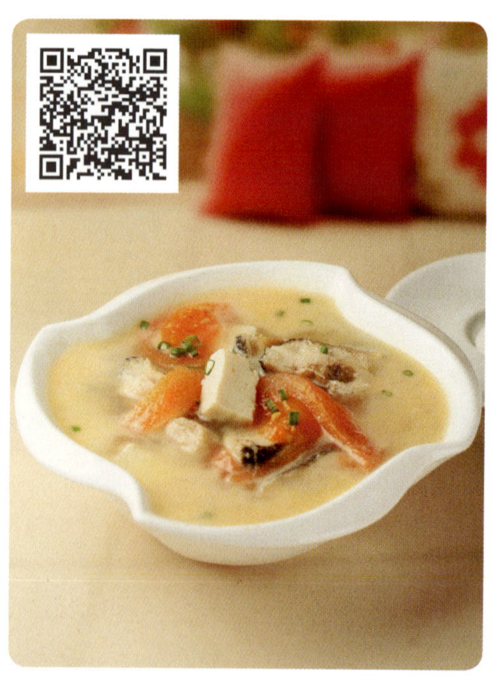

|材料| 生鱼块500克，西红柿100克，豆腐100克，姜片、葱花各少许

|调料| 盐3克，鸡粉3克，料酒10毫升，胡椒粉少许，食用油适量

|做法| ①用油起锅，放入姜片、生鱼块，淋入料酒，加入开水、盐、鸡粉、西红柿、豆腐。中火煮3分钟至入味。

②揭开锅盖，放入胡椒粉，拌匀。

③关火后盛出煮好的汤料，装入碗中，撒入少许葱花即可。

健康说法 生鱼是一种高蛋白、低脂肪的滋补食品，其含有蛋白质、钙、钾及多种有机酸等营养成分，有行水利尿、健脾消肿、清热解毒、止咳下气等功效。

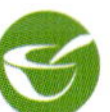

西红柿炒包菜

调节电解质平衡，稳定并降低血压

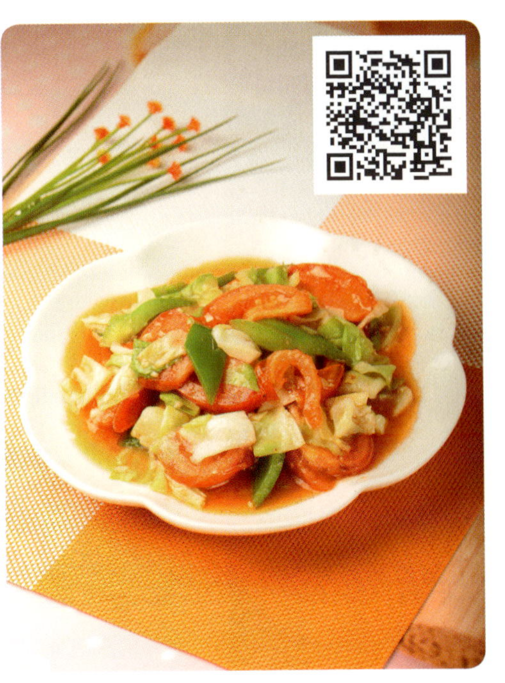

|材料| 西红柿120克，包菜200克，圆椒60克，蒜末、葱段各少许

|调料| 番茄酱10克，盐4克，鸡粉2克，白糖2克，水淀粉4毫升，食用油适量

|做法| ①清水烧开，加食用油、盐、包菜，煮半分钟，至其断生。

②用油起锅，倒入蒜末、葱段、西红柿、圆椒、包菜、番茄酱、盐、鸡粉、白糖，炒匀调味。

③淋入适量水淀粉，快速翻炒匀即可。

健康说法 包菜含有维生素C、维生素B_6、膳食纤维、叶酸和钾，能帮助调节电解质平衡，从而稳定并降低血压，比较适合高血压病患者食用。

西红柿芹菜汁

清热解毒、降低血压

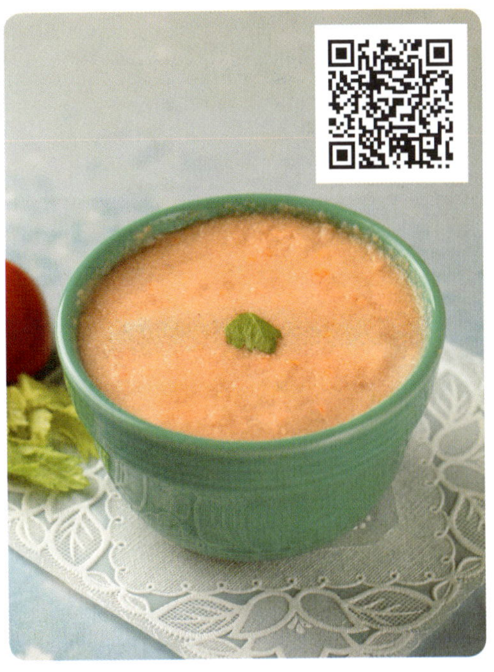

|材料| 西红柿200克，芹菜200克

|做法| ①将芹菜洗净切粒，西红柿洗净切成小块。

②取榨汁机，选择搅拌刀座组合，倒入切好的食材。注入少许矿泉水，盖上盖。

③通电后选择“榨汁”功能。榨一会儿，使食材榨出汁。

健康说法 西红柿含有蛋白质、维生素C、胡萝卜素、有机酸等营养成分，有清热解毒、抑制病变等功效。此外，西红柿还含有钙、磷、钾、镁、铁、锌等营养元素，对降血压有一定的作用。

南瓜

【Nangua】

◎每日适用量：100克左右为宜

◎保健营养素：果胶、纤维素、钴

保健功效

南瓜中含有大量的果胶纤维素，可使肠胃对糖类的吸收减慢，并有改善肠蠕动的速度、减缓饭后血糖的升高、缓解中老年人便秘等多种功效。南瓜中的钴能促进胰岛素分泌，从而降低血糖。

食用注意

选购南瓜要挑选外形完整的，最好是瓜梗蒂连着瓜身的，这样的南瓜比较新鲜。南瓜营养丰富，特别适合炖食。水肿、黄疸、下痢胀满、气滞湿阻病症患者不适宜食用南瓜。

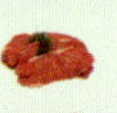

健康搭配

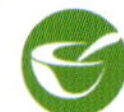

南瓜+牛肉	▶补脾健胃，解毒之痛
南瓜+绿豆	▶清热解暑，生津止渴
南瓜+黑豆	▶降血压
南瓜+猪肝	▶健脾养肝，明目

紫米南瓜粥

▶促进新陈代谢、增强免疫力

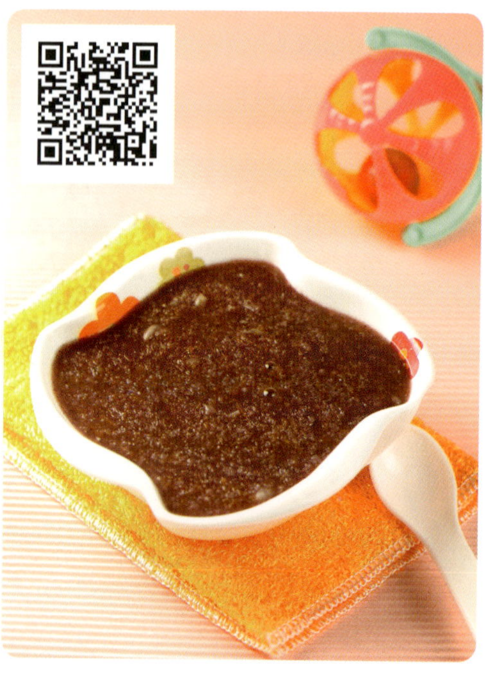

|材料| 紫米30克，粳米45克，豌豆70克，南瓜片95克

|调料| 白糖6克

|做法| ①紫米、粳米制成米粉。

②将豌豆、南瓜片放入蒸锅蒸约15分钟至食材熟软，捣碎成泥。

③汤锅中注入约600毫升清水烧热，放入米粉，大火煮，水沸后放入豌豆、南瓜泥，快速搅拌几下，中火续煮片刻至米粉呈糊状。撒上适量白糖，拌煮至糖分溶化即可。

健康说法 豌豆色泽鲜绿，口感绵软，富含蛋白质、膳食纤维等营养成分，可促进人体的新陈代谢，提高人体的抵抗力，帮助消化。

鸡肉拌南瓜

▶ 调整糖代谢、增强机体免疫力

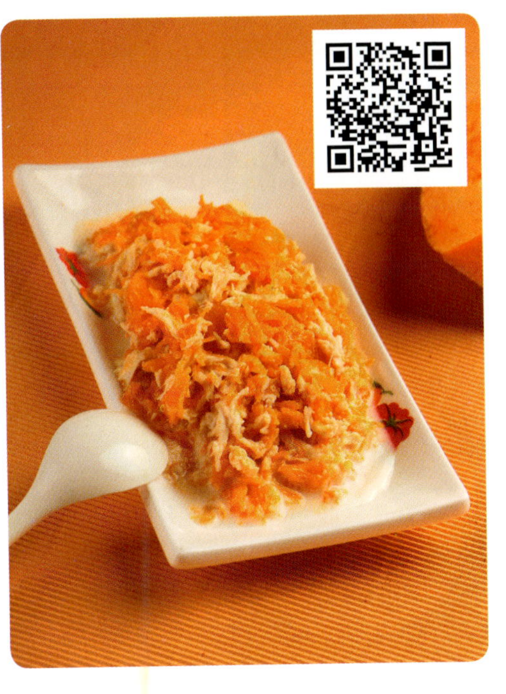

|材料| 鸡胸肉100克，南瓜200克，牛奶80毫升

|调料| 盐少许

|做法| ①鸡胸肉中放入适量盐和清水，待用。

②烧开蒸锅，放入南瓜、鸡肉，用中火蒸15分钟至熟。然后用刀把鸡肉拍散，撕成丝。

③将鸡肉丝倒入碗中，放入南瓜、牛奶，拌匀即可。

健康说法 南瓜含有丰富的矿物质、氨基酸、可溶性纤维、叶黄素和磷、钾、钙、镁、锌等营养元素，可调整糖代谢、增强机体免疫力。

肉末南瓜土豆泥

▶ 增强免疫力、滋养皮肤

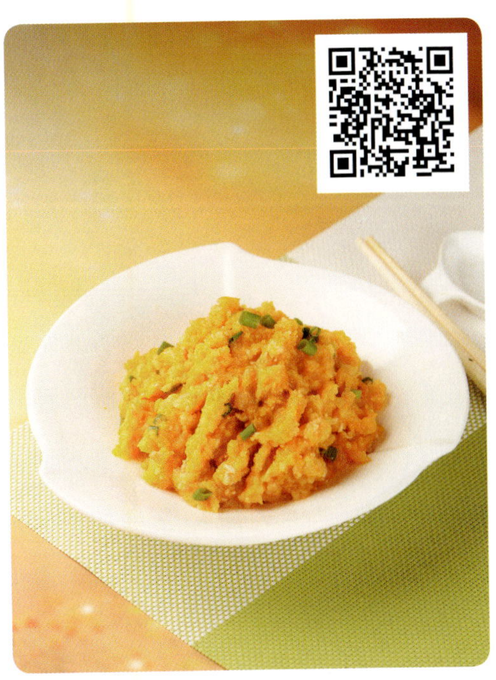

|材料| 南瓜300克，土豆300克，肉末120克，葱花少许

|调料| 料酒8毫升，生抽5毫升，盐4克，鸡粉2克，芝麻油3毫升，食用油适量

|做法| ①热锅烧油，倒入肉末炒匀，加料酒、生抽、盐、鸡粉，炒匀盛出。

②土豆、南瓜放入蒸锅，用中火蒸15分钟至食材熟透。土豆、南瓜压烂成泥。

③土豆泥、南瓜泥装入碗中，放入肉末、葱花、盐、芝麻油，搅拌均匀，至其入味。

健康说法 南瓜含有糖分、维生素、膳食纤维、淀粉、磷、铁及人体所需的多种氨基酸，具有健脾、护肝、增强免疫力、滋养皮肤等功效。

芦笋

【Lusun】

◇每日适用量：100克左右

◇保健营养素：铬、胡萝卜素、维生素、膳食纤维

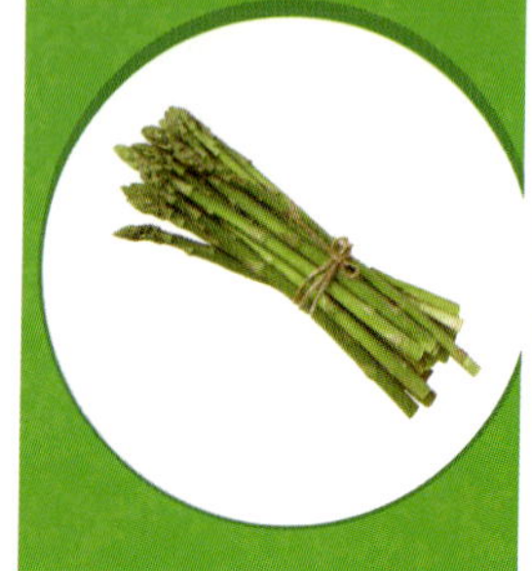

保健功效

芦笋中的铬元素能够调节血液中脂肪与糖分的浓度，从而促进脂肪与糖分在体内的分解。芦笋中含有丰富的胡萝卜素、维生素和膳食纤维等多种营养成分，能够调节血脂、预防高血脂，非常适合老年人食用。

食用注意

芦笋中的叶酸很容易被破坏，所以如果想通过食用芦笋补充叶酸的人，应该尽量避免高温烹煮，最好用微波炉小功率热熟。芦笋中含有的嘌呤比较多，痛风患者不宜食用。

健康搭配

芦笋+黄花菜 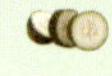 ▶养血、止血、除烦

芦笋+冬瓜 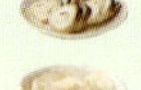 ▶降压、降脂

芦笋+草菇 ▶促进食欲

芦笋+百合 ▶清肺、安神

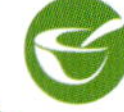

芦笋腰果炒墨鱼

▶抑制癌细胞生长、增强免疫功能

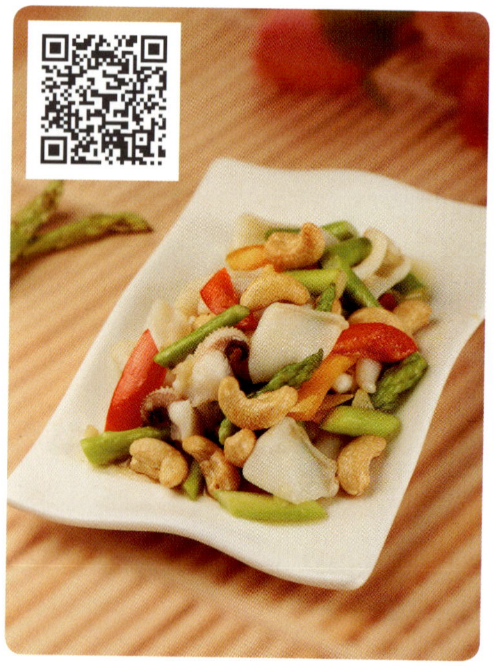

|材料| 芦笋80克，腰果30克，墨鱼100克，彩椒50克，姜片、蒜末、葱段各少许

|调料| 盐4克，鸡粉3克，料酒8毫升，水淀粉6毫升，食用油适量

|做法| ①墨鱼片加入盐、鸡粉，淋入料酒、水淀粉，腌10分钟。腰果、彩椒、芦笋、墨鱼分别汆水。

②腰果入热油中炸香。锅底留油，放葱段、姜片、蒜末、墨鱼，加料酒、彩椒、芦笋、鸡粉、盐、水淀粉炒匀装盘，撒上腰果。

健康说法 芦笋可抑制癌细胞分裂与生长，抑制致癌物的活力并加速解毒，刺激机体免疫功能，促进抗体的形成，提高对癌细胞的抵抗力。

彩椒炒芦笋

▶ 增强免疫力，促进糖类代谢

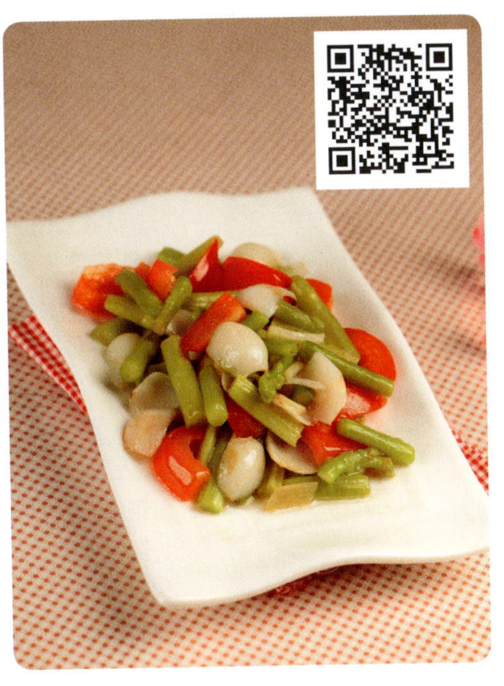

|材料| 芦笋110克，彩椒50克，鲜百合45克，姜片、葱段各少许

|调料| 盐3克，鸡粉2克，料酒4毫升，水淀粉、食用油各适量

|做法| ①清水烧开，加适量油、盐、芦笋段、彩椒块、百合，煮1分钟捞出。

②用油起锅，放入姜片、葱段，倒入焯煮好的食材，大火翻炒。

③淋入料酒，加鸡粉、盐、水淀粉，翻炒入味即可装盘。

健康说法 芦笋含有人体所需的多种氨基酸，而且其比例很符合人体需要。此外，芦笋还含有硒、钼、镁、锰等营养元素。对糖尿病患者来说，食用芦笋，能增强免疫力，促进糖类代谢。

芦笋金针

▶ 调节机体代谢，提高身体免疫力

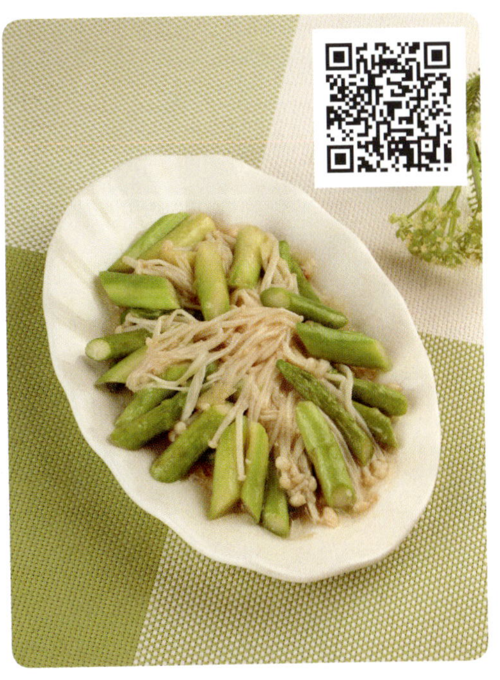

|材料| 芦笋100克，金针菇100克，姜片、蒜末、葱段各少许

|调料| 盐2克，鸡粉少许，料酒4毫升，水淀粉、食用油各适量

|做法| ①清水烧开，倒入芦笋段，煮半分钟至其断生。

②用油起锅，放入姜片、蒜末、葱段、金针菇，翻炒至软。

③放入芦笋段，淋入料酒，转小火，加入盐、鸡粉、水淀粉，快速翻炒匀即可。

健康说法 芦笋含有多种氨基酸、维生素，而且其含量均高于一般水果和蔬菜。芦笋还含有天冬酰胺和硒、钼、铬、锰等，具有调节机体代谢，提高身体免疫力的功效，适合中年人食用。

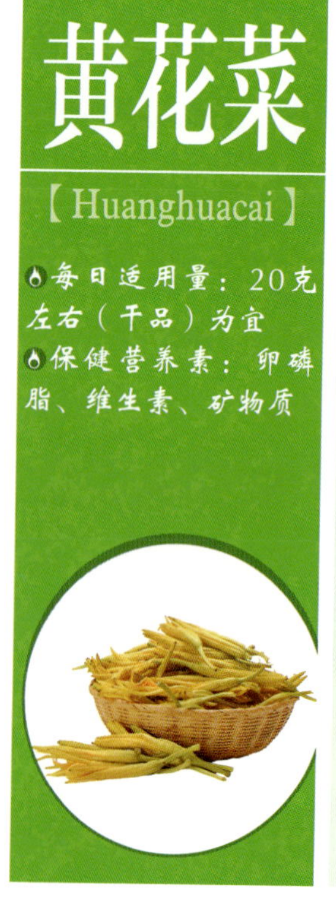

黄花菜

【Huanghuacai】

◎每日适用量：20克左右（干品）为宜

◎保健营养素：卵磷脂、维生素、矿物质

保健功效

黄花菜富含的卵磷脂，对增强大脑功能有重要作用。黄花菜还含有多种维生素，其中的胡萝卜素含量最为丰富，对中老年人的视力很有好处。黄花菜中还有钙、铁、锌等矿物质元素，有补血、强身等作用。

食用注意

鲜黄花菜不能食用，因为它含有有毒物质——秋水仙素，食用后会引起中毒。如果要吃鲜品，可先用沸水焯一下，再用清水浸泡2小时，捞出攥干后再烹饪。但皮肤瘙痒症、支气管哮喘症患者不宜食用。

健康搭配

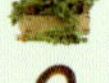

黄花菜+马齿苋	清热祛毒、降低血压
黄花菜+鳝鱼	通血脉、利筋骨
黄花菜+海蜇	促进大便排泄，可防治肠道癌
黄花菜+猪肉	增强体质

西芹黄花菜炒肉丝

▶ 清肠利便、解毒消肿

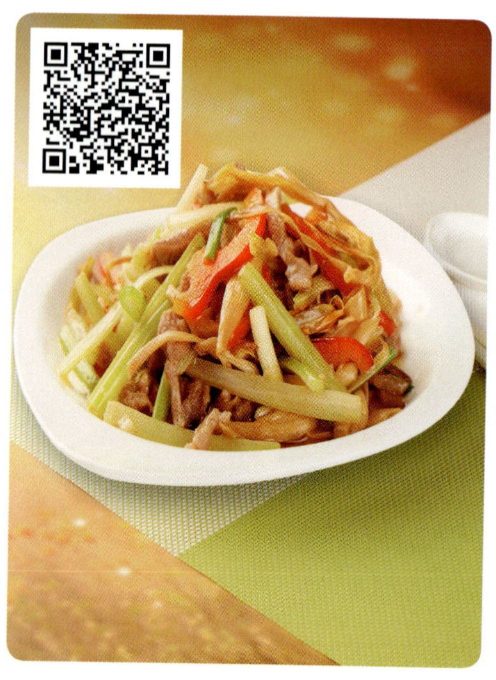

材料 西芹、水发黄花菜各80克，彩椒60克，瘦肉200克，蒜末、葱段各少许

调料 盐、鸡粉各3克，生抽、水淀粉各5毫升，食用油适量

做法 ①肉丝中，加盐、鸡粉，淋入水淀粉、油，腌渍10分钟。黄花菜汆水。

②油烧热，放入蒜末、肉丝，炒至变色。放入西芹、黄花菜、彩椒，炒匀。

③加入盐、鸡粉，淋入生抽，翻炒片刻，放入葱段，炒至断生即可。

健康说法 西芹含有蛋白质、碳水化合物、膳食纤维、维生素、钙、磷、铁及芳香油等营养物质，有增进食欲、降低血压、健脑、清肠利便、解毒消肿、促进血液循环等功效。

黄花菜鸡蛋汤

▶ 清热利湿、稳定血压

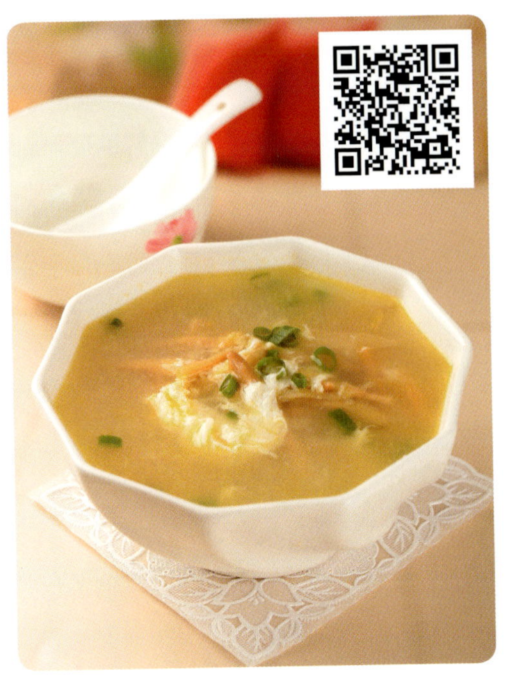

|材料| 水发黄花菜100克，鸡蛋50克，葱花少许

|调料| 盐3克，鸡粉2克，食用油适量

|做法| ①鸡蛋，打散待用。清水烧开，加盐、鸡粉、黄花菜、食用油，中火煮2分钟，至其熟软。

②揭盖，倒入蛋液，边煮边搅拌。

③略煮一会儿，至液面浮出蛋花，装入碗中，撒上葱花即成。

健康说法 黄花菜含有蛋白质、维生素C、钙、胡萝卜素等营养成分，有消炎、清热、利湿的功效。此外，黄花菜还含有较多的粗纤维，对稳定血压、降血压有一定的作用。

黄花菜枸杞猪腰汤

▶ 增强、改善大脑功能

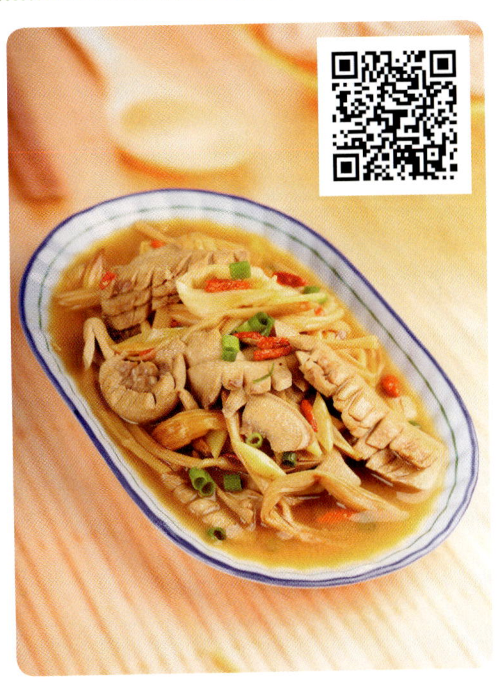

|材料| 水发黄花菜150克，猪腰200克，枸杞10克，姜片、葱花各少许

|调料| 料酒8毫升，生抽4毫升，盐、鸡粉各2克，水淀粉5毫升，食用油适量

|做法| ①清水烧开，放入黄花菜，煮至断生。猪腰倒入沸水锅中，汆至变色。

②用油起锅，放入姜片、猪腰，淋入料酒、生抽，放入黄花菜，翻炒均匀。

③注入清水，放入盐、鸡粉、水淀粉、枸杞，翻炒均匀，装盘即可。

健康说法 黄花菜含有蛋白质、胡萝卜素、核黄素、卵磷脂及钙、磷、铁等营养成分，其中卵磷脂是机体中许多细胞，特别是大脑细胞的组成成分,对增强和改善大脑功能有重要作用。

山药

【Shanyao】

每日适用量：200克

保健营养素：黏液蛋白、碳水化合物

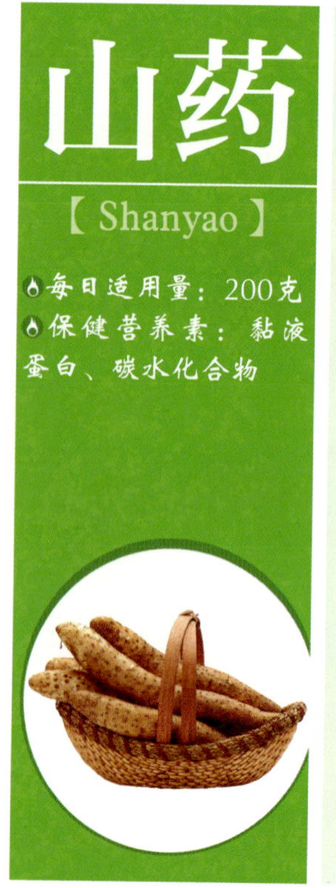

保健功效

山药能够给人体提供一种多糖蛋白质——黏液蛋白，具有健脾益肾、补精益气、提高免疫力的作用。山药还有较为丰富的碳水化合物，中老年人食用有平衡血糖、保肝解毒的作用。

食用注意

山药中的淀粉含量较高，胸腹胀满、大便干燥、便秘者最好少吃。山药中的薯蓣皂苷可以合成荷尔蒙，如睾丸激素和雌激素，因此，男性前列腺癌患者、女性乳腺癌患者都不宜食用。山药性平味甘且偏热，体质偏热、容易上火的人也要慎食。糖尿病患者不可一次吃过量的山药，食用量较大时应适当减少主食的量。

健康搭配

山药+芝麻 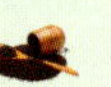 ▶预防骨质疏松

山药+红枣 ▶补血养颜

山药炖猪小肚

▶益心安神、延缓衰老

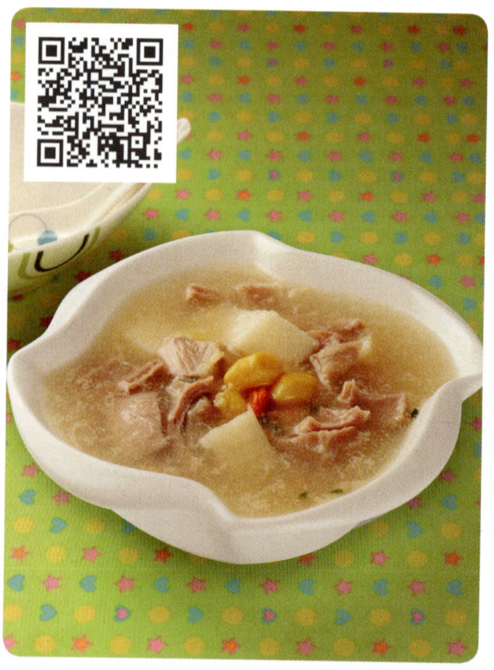

|材料| 山药160克，猪小肚270克，白果50克，枸杞15克，姜片、葱花各少许

|调料| 盐3克，鸡粉2克，胡椒粉少许，料酒20毫升

|做法| ①猪小肚汆去血水。

②砂锅中清水烧开，倒入猪小肚、枸杞、白果、姜片、料酒。烧开后小火炖40分钟，至食材熟软。

③倒入山药，烧开后小火炖15分钟，至全部食材熟透。加入盐、鸡粉、胡椒粉，撒上葱花即可。

健康说法 山药具有增强免疫力、益心安神、宁咳定喘、延缓衰老等保健作用，对脂质代谢异常、动脉硬化等症状有食疗作用。

山药南瓜粥

▶ 益志安神、益气补血

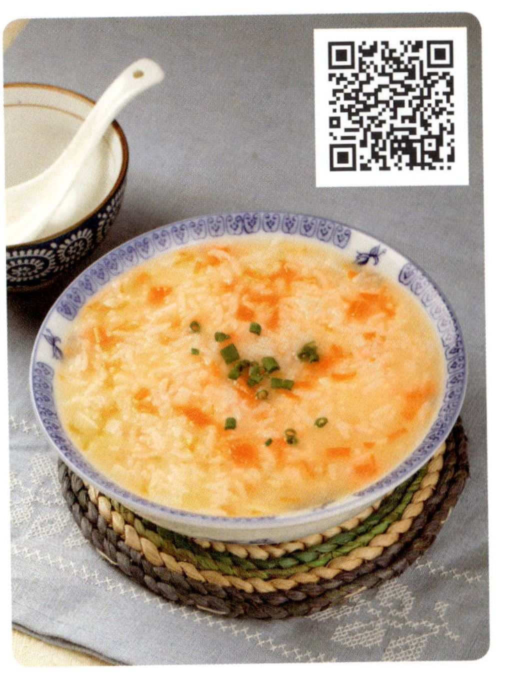

|材料| 山药85克，南瓜120克，水发大米120克，葱花少许

|调料| 盐、鸡粉各2克

|做法| ①清水烧开，倒入大米，小火煮30分钟，至大米熟软。

②放入南瓜、山药，小火煮15分钟，至食材熟烂。

③加入适量盐、鸡粉，搅匀调味，撒上葱花即可。

健康说法 山药含有淀粉酶、多酚氧化酶、黏液蛋白、维生素及微量元素，有益志安神、益气补血的功效。南瓜含有钙、钾、磷、钴等，能降低血糖。两者同食，对糖尿病患者有益。

山药蛋泥

▶ 健脾益胃、促进食欲

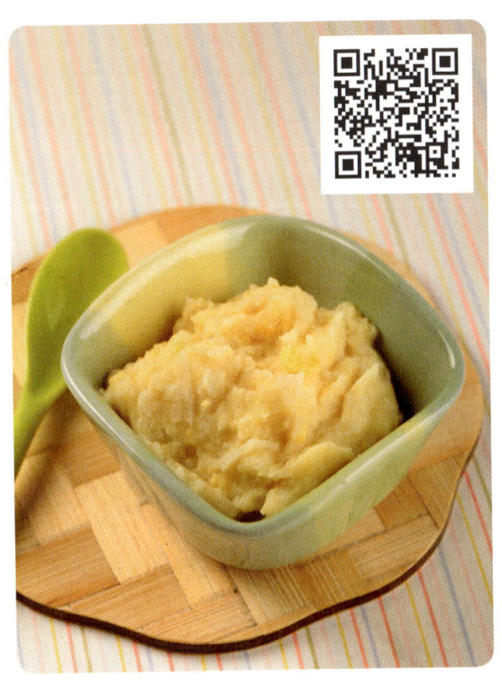

|材料| 山药120克，鸡蛋1个

|做法| ①山药和鸡蛋放入烧开的蒸锅中，中火蒸15分钟至熟。

②将山药装入碗中，压碎，压烂。鸡蛋剥去外壳，取蛋黄，备用。

③将蛋黄放入装有山药的碗中，搅拌均匀即可。

健康说法 山药中含有淀粉酶、多酚氧化酶等物质，有利于脾胃消化，是平补脾胃的药食两用佳品。此外，山药还含有大量的黏液蛋白、维生素及多种微量元素。

香菇

【Xianggu】

每日适用量：4～8朵

保健营养素：香菇嘌呤、天门冬素、天门冬氨酸

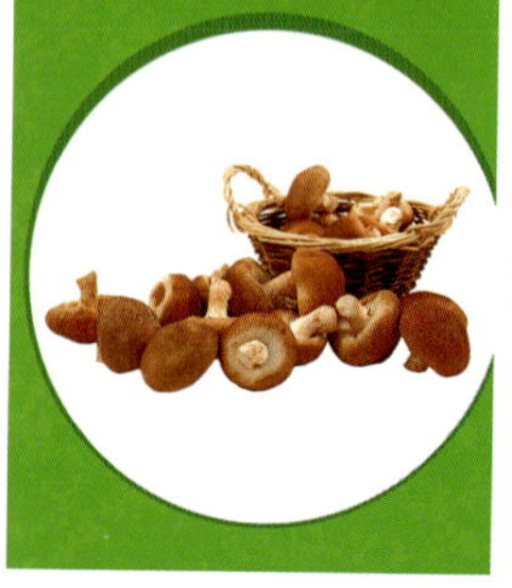

保健功效

香菇在民间素有“山珍”之称。香菇中所含有的香菇嘌呤可防止脂质在动脉壁沉积，能够有效降低胆固醇。香菇中的天门冬素和天门冬氨酸，具有降低血脂、维护血管壁的功能。

食用注意

发好的香菇在冰箱里冷藏才不会损失营养，泡发的香菇水不要倒掉，很多营养物质都溶在水中。慢性虚寒性胃炎患者、疹痘已透发之人不宜食用香菇。

健康搭配

香菇+牛肉 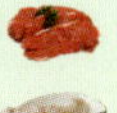 ▶补气养血

香菇+鱿鱼 ▶降低血压、血脂

香菇+芹菜 ▶平肝清热、益气和血

香菇+雪里蕻 ▶补虚开胃、益气健脾

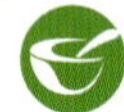

鳕鱼香菇生菜

▶补肝益肾、健脾和胃

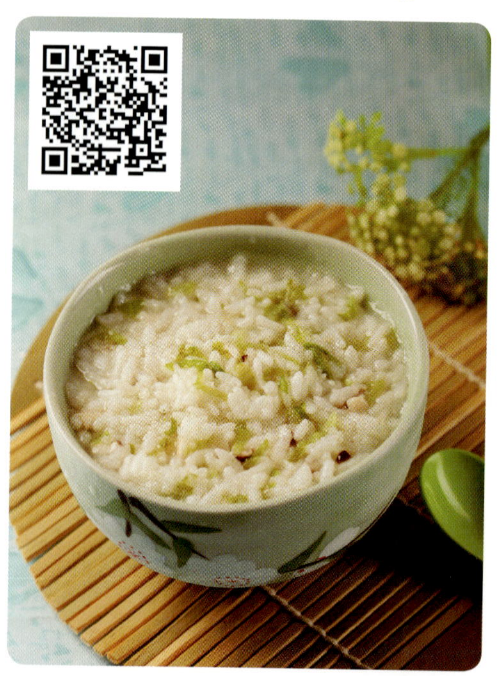

|材料| 鳕鱼70克，鲜香菇50克，生菜40克，水发大米120克

|调料| 盐少许，生抽2毫升

|做法| ①鳕鱼加盐、生抽抓匀，腌渍10分钟至入味。放入烧开的蒸锅中用大火蒸8分钟至熟。把蒸熟的鳕鱼剁成肉末。生菜切碎，香菇切粒。

②锅中注水烧开，倒入大米，搅匀，用小火煮30分钟至大米熟烂。倒入香菇、鳕鱼肉、盐、生菜搅拌均匀。

③盛出装入碗中即可。

健康说法 香菇是一种高蛋白、低脂肪的健康食品，它富含18种氨基酸，有补肝肾、健脾和胃的功效。

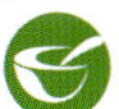

香菇苋菜

▶ 滋补肝肾、益智安神

|材料| 鲜香菇50克，苋菜180克，姜片、蒜末各少许

|调料| 盐2克，鸡粉2克，料酒、水淀粉、食用油各适量

|做法| ①用油起锅，放入姜片、蒜末、香菇，淋入料酒，炒香。

②倒入苋菜，炒至熟软。加盐、鸡粉，炒匀调味。

③淋入清水、水淀粉，快速拌炒均匀，装入盘中即成。

健康说法 香菇含有多种氨基酸、酶，具有抑制血液中胆固醇升高和降压降糖的作用。糖尿病患者常食香菇，有补肝肾、健脾胃、益智安神的功效。

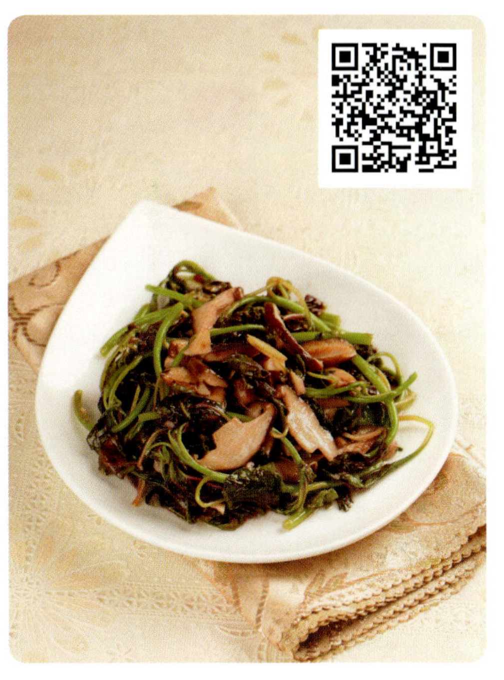

芥蓝腰果炒香菇

▶ 清热解毒、清心明目

|材料| 芥蓝130克，鲜香菇55克，腰果50克，红椒25克，姜片、蒜末、葱段各少许

|调料| 盐3克，鸡粉少许，白糖2克，料酒4毫升，水淀粉、食用油各适量

|做法| ①清水烧开，放油、盐、芥蓝段，煮半分钟。倒入香菇丝，续煮半分钟至其断生。

②腰果入热油中炸熟。

③用油起锅，放入姜片、蒜末、葱段、焯煮过的食材，加料酒、盐、鸡粉、白糖、红椒圈。翻炒至食材熟透，倒入水淀粉勾芡。倒入腰果，翻炒均匀即可。

健康说法 芥蓝味道鲜美，营养比较丰富。中老年人食用芥蓝，有清热解毒、清心明目等功效。

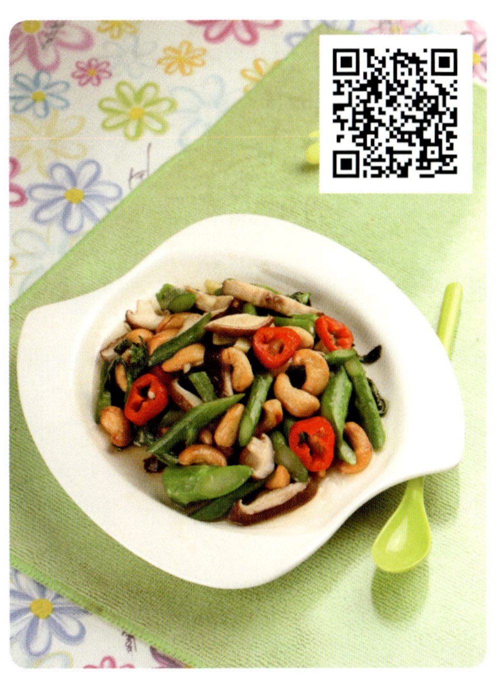

金针菇

【Jinzhengu】

每日适用量：30克为宜

保健营养素：锌、氨基酸

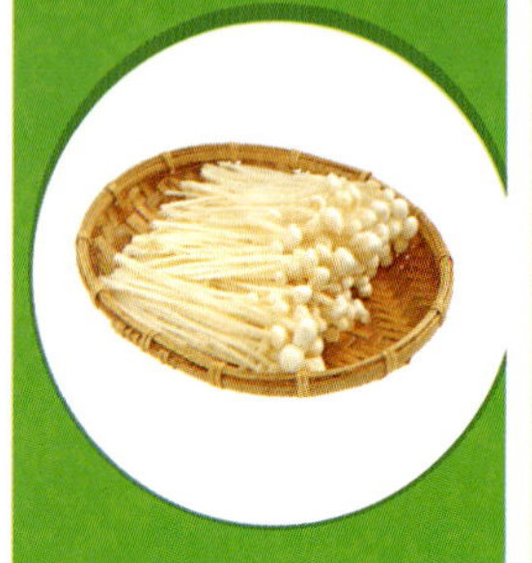

保健功效

金针菇富含的锌有健脑的作用，中老年人多吃金针菇，可预防阿尔茨海默症，同时还可促进骨骼生长，预防骨质疏松症，稳定血糖。还含有人体所必需的氨基酸，可为中老年人提供丰富的营养。

食用注意

吃金针菇的时候应避免过度烹煮，破坏营养成分。注意一次不要吃得太多，因为金针菇含有高纤维，吃多了可能导致泻肚。患有红斑狼疮或关节炎的病人最好不要常吃，否则会让病情加重。脾胃虚寒者金针菇不宜吃得太多。

健康搭配

金针菇+豆腐 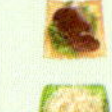 降脂降压

金针菇+猪肝 益气补血

金针菇+豆芽 清热解毒

金针菇+鳗鱼 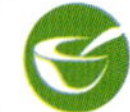 平肝降压

金针菇炒肚丝

补充多种氨基酸

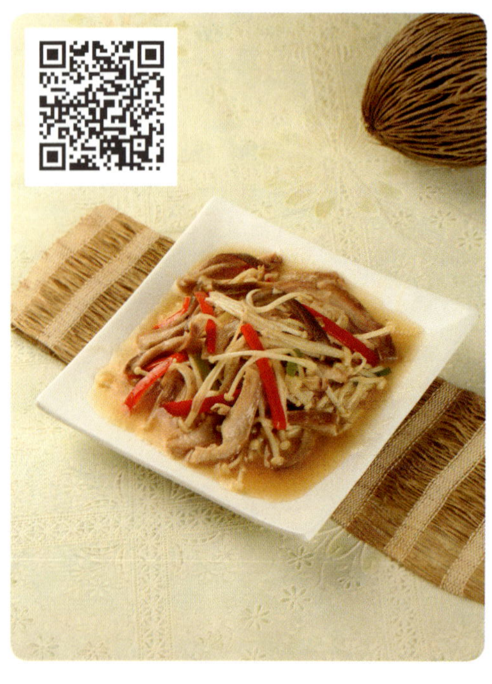

【材料】猪肚150克，金针菇100克，红椒20克，香叶、八角、姜片、蒜末、葱段各少许

【调料】盐4克，鸡粉2克，料酒6毫升，生抽10毫升，水淀粉、食用油各适量

【做法】①猪肚切丝；清水烧开，倒入香叶、八角、猪肚、盐、料酒、生抽，搅拌匀。煮沸后小火煮约30分钟。

②用油起锅，放入姜片、蒜末、葱段，放入金针菇、猪肚，撒上红椒丝。

③转小火，加入盐、鸡粉，淋上生抽。倒入适量水淀粉勾芡即可。

健康说法 金针菇含有人体必需的多种氨基酸，而且其种类也较为齐全，尤以赖氨酸和精氨酸的含量为最高。

鲜鱿鱼炒金针菇

▶ 补充钙、磷、铁等微量元素

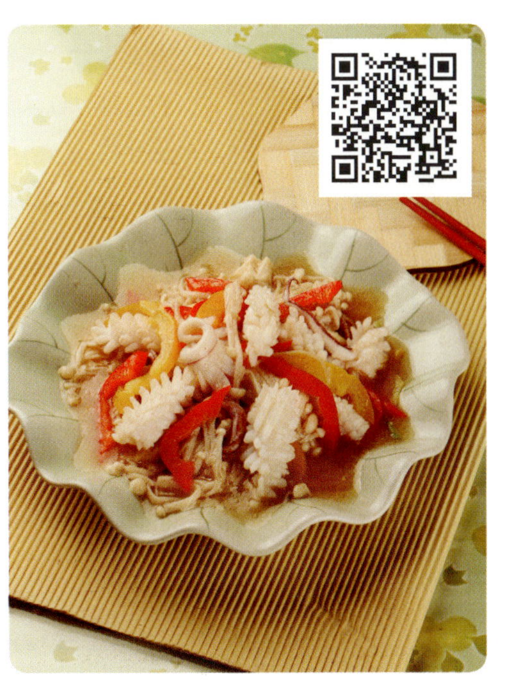

材料 鱿鱼300克，彩椒50克，金针菇90克，姜片、蒜末、葱白各少许

调料 盐3克，鸡粉3克，料酒7毫升，水淀粉6毫升，食用油适量

做法 ①把鱿鱼装入碗中，放入盐、鸡粉、料酒、水淀粉抓匀，腌渍至入味。

②锅中注入清水烧开，倒入鱿鱼，汆至鱿鱼片卷起来。

③用油起锅，放入姜片、蒜末、葱白、鱿鱼，加料酒、金针菇、彩椒、盐、鸡粉，水淀粉，拌炒均匀即可。

健康说法 鱿鱼含有氨基酸、硒、碘、锰、铜、钙、磷、铁，对中老年人骨骼和造血十分有益。

菠菜拌金针菇

▶ 补肝脏、益肠胃

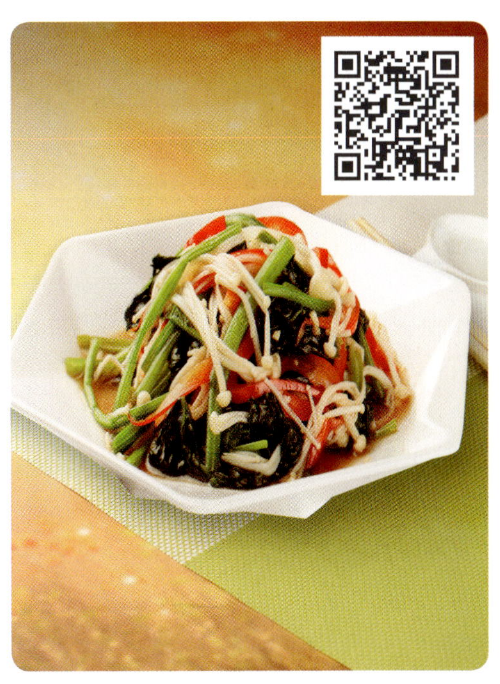

材料 菠菜200克，金针菇180克，彩椒50克，蒜末少许

调料 盐3克，鸡粉少许，陈醋8毫升，芝麻油、食用油各适量

做法 ①菠菜、金针菇、彩椒丝汆水。

②取一个干净的碗，倒入菠菜、金针菇和彩椒丝。

③撒上蒜末，加入少许盐、鸡粉，淋入适量陈醋。滴上芝麻油，搅拌一会儿，至食材入味即可。

健康说法 金针菇有补肝脏、益肠胃的功效。此外，金针菇还是高钾低钠的食物，对高血压有食疗作用。

燕麦

【Yanmai】

每日适用量：80克左右为宜

保健营养素：蛋白质、维生素、氨基酸、矿物质

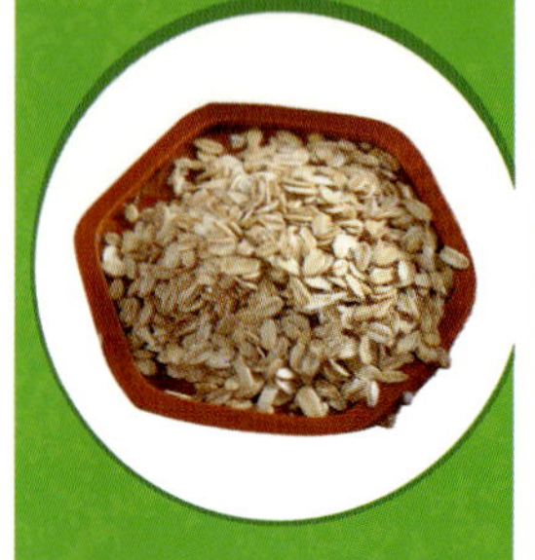

保健功效

燕麦富含蛋白质、多种维生素和人体必须的8种氨基酸，营养丰富，中老年人食用具有滋润的作用。其中还含有钙、磷、铁、锌等矿物质，有促进伤口愈合、预防贫血的作用。

食用注意

食用燕麦片的关键是避免长时间高温煮，以防止维生素被破坏。麦片煮的时间越长，其营养损失就越大。正确食用麦片的方法：生麦片需要煮20～30分钟；熟麦片则需要5分钟；熟麦片与牛奶一起煮只需要3分钟，中间最好搅拌一次。

健康搭配

燕麦+南瓜 ▶降低血糖

燕麦+小麦 ▶减肥、降血糖、血压

燕麦+豆芽 ▶健脾益气、清热解毒

南瓜燕麦粥

▶健脾护肝、壮骨强筋

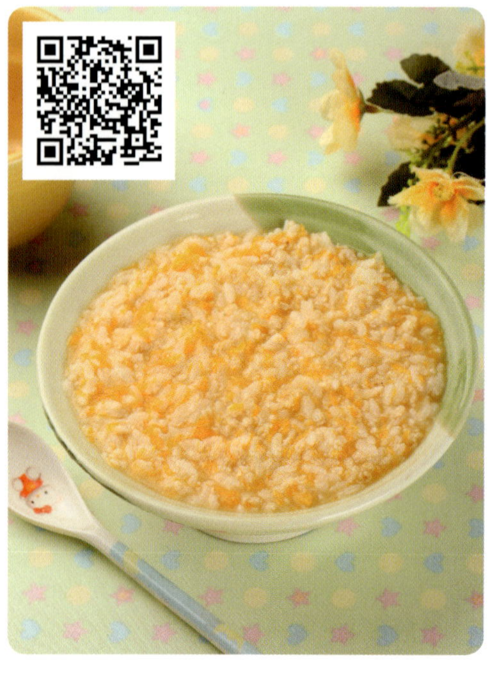

|材料| 南瓜190克，燕麦90克，水发大米150克

|调料| 白糖20克，食用油适量

|做法| ①南瓜放入烧开的蒸锅，中火蒸10分钟至熟，取出，剁成泥状，备用。

②砂锅中清水烧开，倒入大米，食用油，慢火煲20分钟至大米熟烂。放入南瓜、燕麦，搅拌匀。

③大火煮沸，加白糖，搅拌均匀，煮至融化即成。

健康说法 南瓜含有淀粉、蛋白质、胡萝卜素、维生素、钙、磷等成分，有健脾、护肝、中和致癌物质的作用。常食南瓜，还能壮骨强筋。

奶香红豆燕麦饭

▶ 补充维生素、控制血糖

|材料| 红豆、燕麦仁、糙米各50克，巴旦木仁20克，牛奶300毫升

|做法| ①将红豆、燕麦仁、糙米装入碗中，清水洗净，加入牛奶、巴旦木仁。

②将碗放入烧开的蒸锅中，中火蒸40分钟，至食材完全熟透。

③揭开盖，把蒸好的红豆燕麦饭取出即可。

健康说法 燕麦中含有膳食纤维、维生素B_1、叶酸及磷、钾、铁、锌等营养成分，能有效地平缓餐后血糖值的上升，对糖尿病有食疗作用。

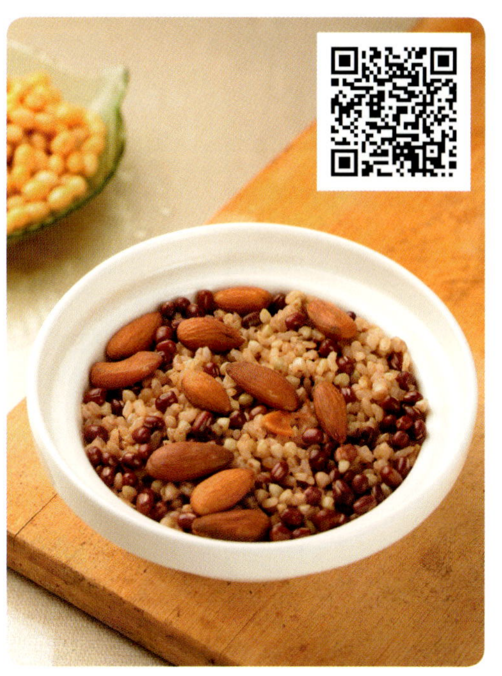

糙米燕麦饭

▶ 降糖瘦身、美容养颜

|材料| 燕麦30克，水发大米、水发糙米、水发薏米各85克

|做法| ①碗中倒入适量清水，放入准备好的原料。

②将碗中的原料淘洗干净。把淘洗净的原料装入另一个碗中，加入适量清水。放入烧开的蒸锅中。盖上盖，用中火蒸30分钟。

③揭开盖，把蒸好的糙米燕麦饭取出，稍微放凉即可食用。

健康说法 燕麦含有蛋白质、膳食纤维、B族维生素、叶酸、钙、铁等营养成分，可促进肠道蠕动，增加饱腹感，有助于稳定血糖值，比较适合糖尿病患者食用。

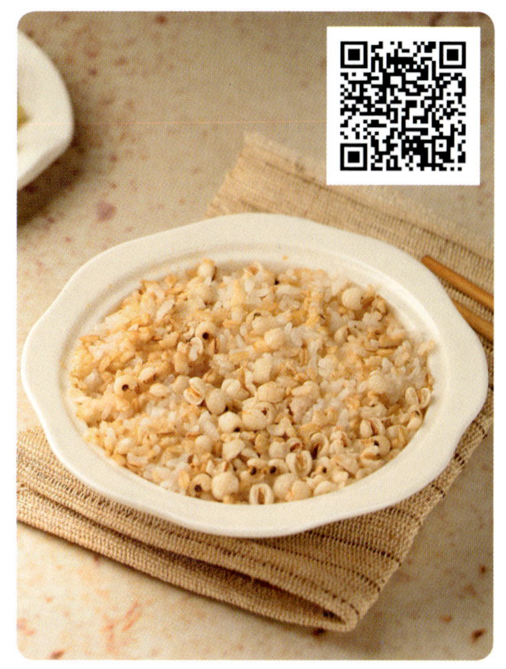

小米

【Xiaomi】

每日适用量：50克左右

保健营养素：钙、铁、锌、硒、镁、磷、维生素B_1

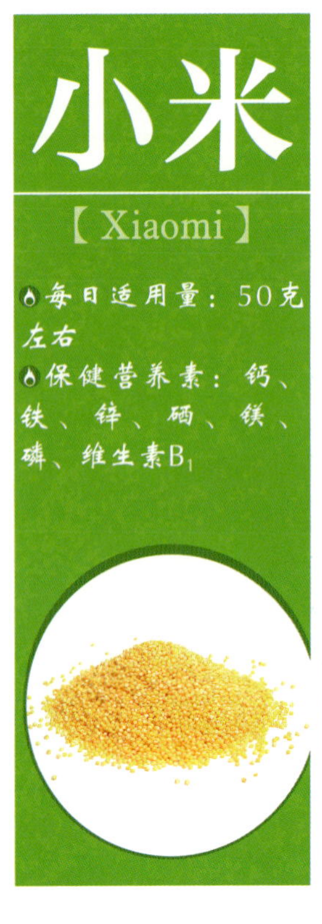

保健功效

小米含有丰富的微量元素，能有效地调节血糖。小米中含有的维生素B_1，对中老年人的手、足、视觉神经有保护作用。此外，小米还有缓解神经紧张、压力等功效，适合老年人食用。

食用注意

不要过分淘洗小米。小米里含有容易溶解在水里的B族维生素，如果淘米次数太多，或是淘米的时候用力搓洗，都会使小米里的B族维生素随着淘米水流失，降低小米的营养价值。

健康搭配

小米+洋葱  生津止渴、降脂降糖

小米+苦瓜 清热解毒

小米+黄豆 健脾和胃、益气宽中

小米+南瓜 补血健脑

小米香豆蛋饼

促进大脑发育、延缓衰老

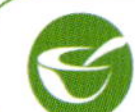

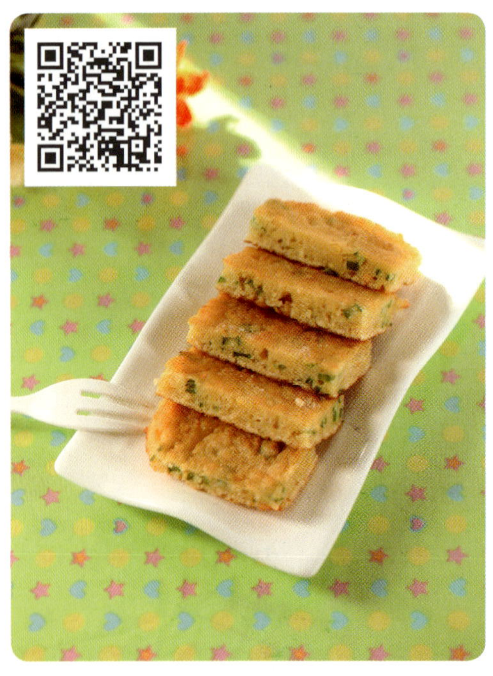

材料 面粉150克，鸡蛋2个，水发黄豆100克，四季豆70克，水发小米50克，泡打粉2克

调料 盐3克，食用油适量

做法 ①四季豆、黄豆洗净切碎。四季豆汆水。

②四季豆倒入蛋液中，加小米、黄豆、泡打粉、盐、面粉搅拌，制成面糊，静置10分钟，至泡打粉发酵开。加食用油搅拌，使面糊纯滑。

③煎锅中加油，倒入面糊铺匀，煎至两面呈金黄色即可。

健康说法 经常食用黄豆有促进大脑发育、延缓衰老的效果。

小米黄豆粥

▶ 降低血脂、控制血糖

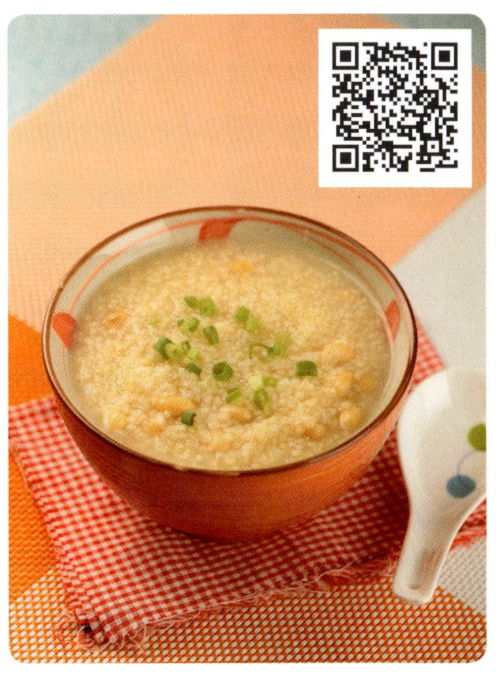

|材料| 小米50克，水发黄豆80克，葱花少许

|调料| 盐2克

|做法| ①清水烧开，倒入黄豆、小米，大火烧开，小火煮30分钟至小米熟软。

②揭开锅盖，搅拌一会儿，以免粘锅，加入适量盐，拌匀至入味。

③关火，盛出做好的小米黄豆粥，装入碗中，再放上适量葱花即可。

健康说法 黄豆含有矿物质、膳食纤维、卵磷脂、维生素、大豆蛋白和豆固醇，能明显地降低血脂和胆固醇，从而减少患心血管疾病的概率。黄豆含有的可溶性纤维素有助于抑制血糖升高，糖尿病患者可适量食用。

小米豌豆杂粮饭

▶ 降低血糖、促进糖代谢

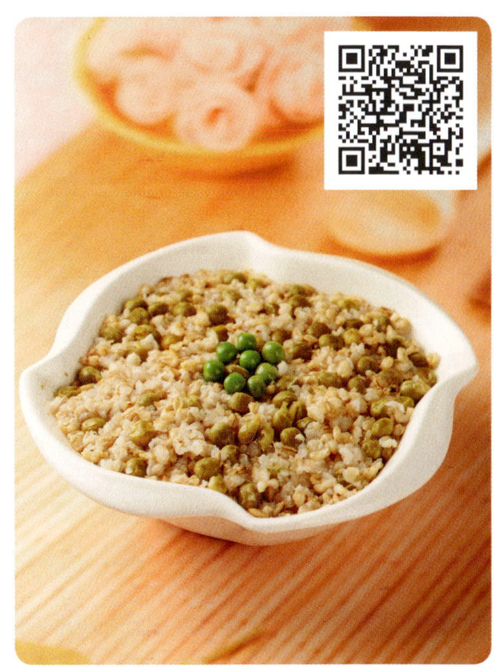

|材料| 糙米90克，燕麦80克，荞麦80克，豌豆100克

|做法| ①把杂粮倒入碗中，加入适量清水。再放入豌豆，淘洗干净。再倒掉碗中的水。

②把杂粮和豌豆装入另一个碗中，加入适量清水。放入烧开的蒸锅中。盖上盖，用中火蒸1小时，至食材熟透。

③把蒸好的杂粮饭取出即可。

健康说法 荞麦含有黄酮、镁、铬等营养成分，具有降血糖的作用。此外，它还含有膳食纤维，能改善葡萄糖耐量，帮助人体代谢葡萄糖，减缓餐后血糖值的上升。

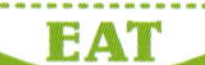

黄豆

【Huangdou】

每日适用量：50克左右为宜

保健营养素：铁、钙、蛋白质

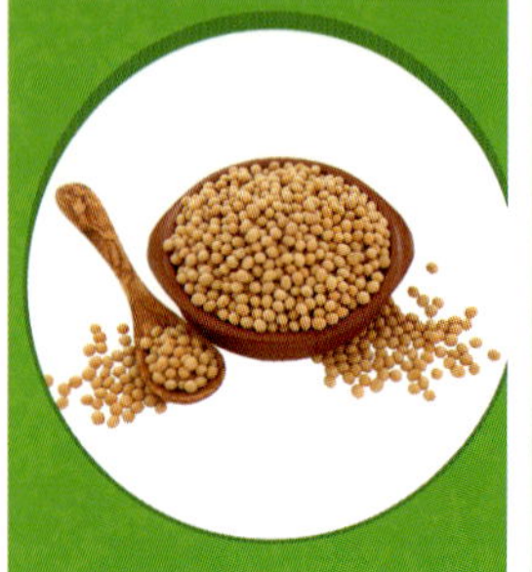

保健功效

黄豆含有丰富的铁，易被人体吸收，可预防缺铁性贫血，对中老年人尤为重要；黄豆还富含钙和蛋白质，可强身健体，预防骨质疏松。另外，中老年人食用黄豆还有利于降低胆固醇含量。

食用注意

黄豆性偏寒，胃寒者和易腹泻、腹胀、脾虚者及常出现遗精的肾亏者不宜多食。黄豆不可生吃，生吃有毒。食用了不完全熟的豆浆可能出现包括胀肚、拉肚子、呕吐、发热等不同程度的食物中毒症状。

健康搭配

黄豆+胡萝卜  ▶有助于骨骼发育

黄豆+红枣 ▶补血、降血脂

黄豆+排骨 ▶补肾益气

黄豆+猪蹄 ▶滋补气血

醋泡黄豆

▶降低胆固醇，预防高血压

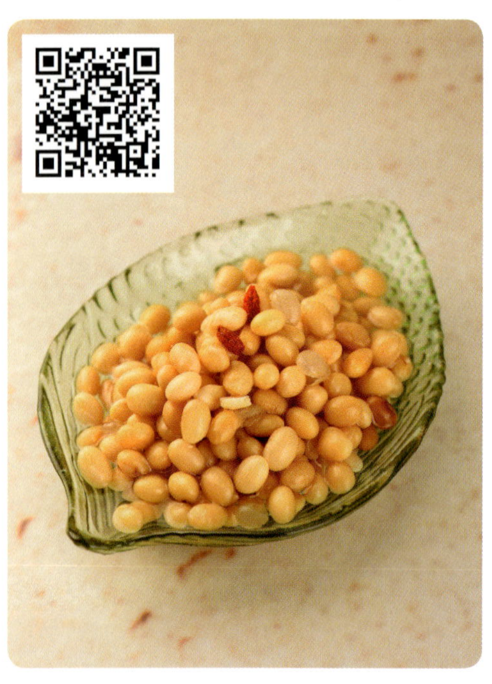

材料 水发黄豆200克

调料 白醋200毫升

做法 ①取一个洗净的玻璃瓶，将洗净的黄豆倒入瓶中，加入适量白醋。

②盖上瓶盖，置于干燥阴凉处，浸泡1个月，至黄豆颜色发白。

③打开瓶盖，将泡好的黄豆取出，装入碟中即可。

健康说法 黄豆含有蛋白质、维生素、铁、镁、锰、铜、锌、硒等营养成分，常食可降低血中胆固醇含量，预防高血压。

芹菜炒黄豆

▶ 健脾益气，降低血压

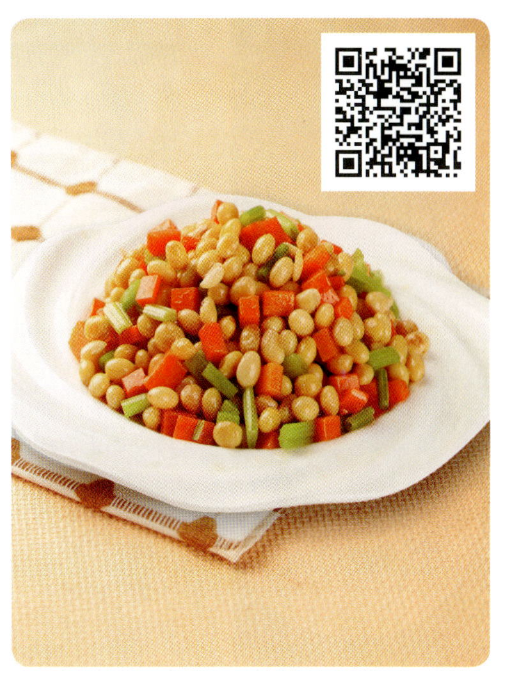

|材料| 熟黄豆220克，芹菜梗80克，胡萝卜30克

|调料| 盐3克，食用油适量

|做法| ①清水烧开，加入少许盐、胡萝卜丁，煮约1分钟。至其断生后捞出，沥干水分，待用。

②用油起锅，倒入切好的芹菜，炒至变软。再倒入胡萝卜丁、熟黄豆翻炒。

③加盐炒匀调味，装入盘中即成。

健康说法 黄豆含有蛋白质、卵磷脂、谷氨酸、铁、镁、钼、锰、铜、锌等，有健脾益气的作用。此外，黄豆还含有异黄酮，高血压病患者常食能降低血压和胆固醇，对维护身体健康很有益处。

黄豆蛤蜊豆腐汤

▶ 补充维生素，降低血压

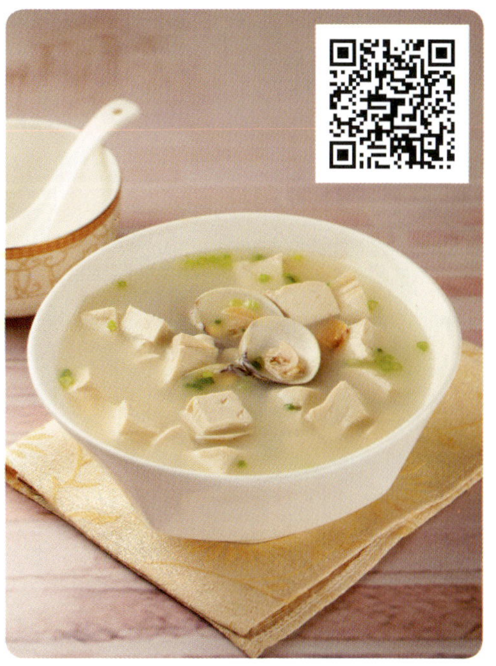

|材料| 水发黄豆95克，豆腐200克，蛤蜊200克，姜片、葱花各少许

|调料| 盐2克，鸡粉、胡椒粉各适量

|做法| ①清水烧开，倒入黄豆，小火煮20分钟。倒入豆腐、蛤蜊、姜片。

②加入适量盐、鸡粉，小火煮8分钟，至食材熟透。

③揭开盖，撒入胡椒粉，搅拌均匀，撒上葱花即可。

健康说法 蛤蜊含有碘、钙、磷、铁和多种维生素，还含有一种能排除胆固醇的物质，有降低血压的功效，比较适合高血压病患者食用。

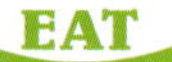

桂圆

【Guiyuan】

- 每日适用量：40克左右为宜
- 保健营养素：维生素C、钾

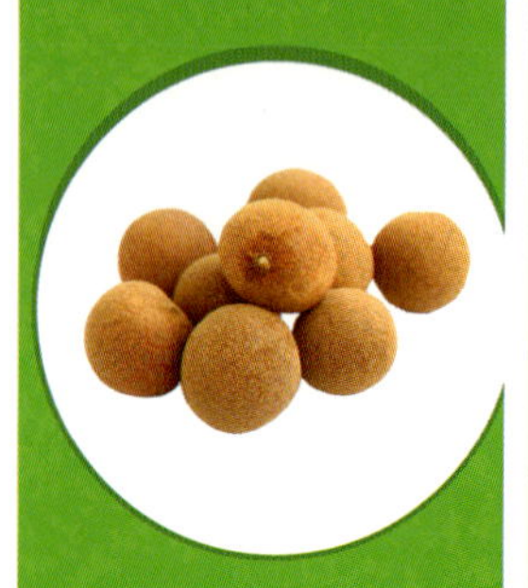

保健功效

桂圆富含维生素C，可促进肠胃蠕动，减少肠道对胆固醇的吸收，有效防止中老年人便秘；桂圆还富含钾，有利水减肥、降压的作用，适合患有高血脂、高血压的中老年人食用。

食用注意

桂圆性温味甘，可助湿生痰，多食容易蕴生痰火。秋季是支气管炎易发病的时节，如果支气管炎患者多食桂圆，往往会加重病情。所以，秋季支气管炎患者食用桂圆应谨慎。

健康搭配

桂圆+莲子  ▶养心安神、降低血脂

桂圆+山药 ▶健脾胃、益心肺

桂圆+鸡蛋 ▶治血虚引起的头痛、头晕

桂圆+人参 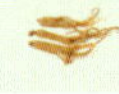 ▶补气养血、改善体虚

桂圆酸枣仁红枣饮

▶增强体力、消除疲劳

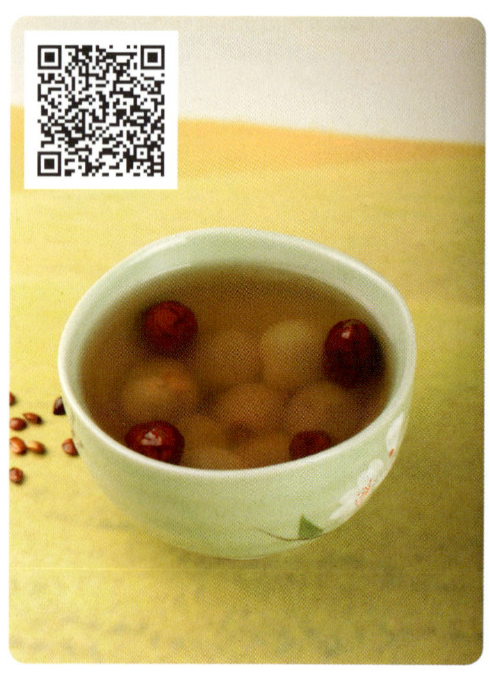

|材料| 桂圆肉100克，红枣20克，酸枣仁10克

|调料| 冰糖20克

|做法| ①砂锅中清水烧开，倒入红枣、酸枣仁、桂圆肉，小火煮15分钟，至药材析出有效成分。

②揭开盖，放入适量冰糖，煮至冰糖完全溶化。

③关火后将煮好的药茶盛出，装入杯中即可。

健康说法 红枣含有蛋白质、脂肪、糖类、有机酸、维生素A、维生素C、钙等营养成分，能增强体力、消除疲劳、改善睡眠质量。

桂圆炒鸡蛋

▶ 健脑益智、保护肝脏

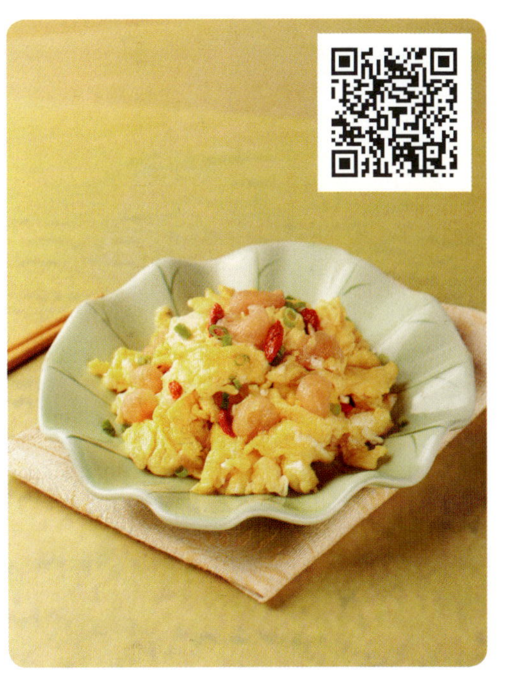

|材料| 鸡蛋3个，鲜桂圆肉60克，枸杞10克，葱花少许

|调料| 盐、鸡粉各2克，水淀粉、食用油各适量

|做法| ①鸡蛋打散，加盐、鸡粉、水淀粉。

②用油起锅，倒入蛋液，炒至成形。放入鲜桂圆肉，翻炒匀。

③加入泡发好的枸杞，炒至入味，撒上葱花即可。

健康说法 鸡蛋含有蛋白质、多种维生素和矿物质，具有健脑益智、保护肝脏、预防癌症的功效。

白果桂圆炒虾仁

▶ 补肾壮阳、理气开胃

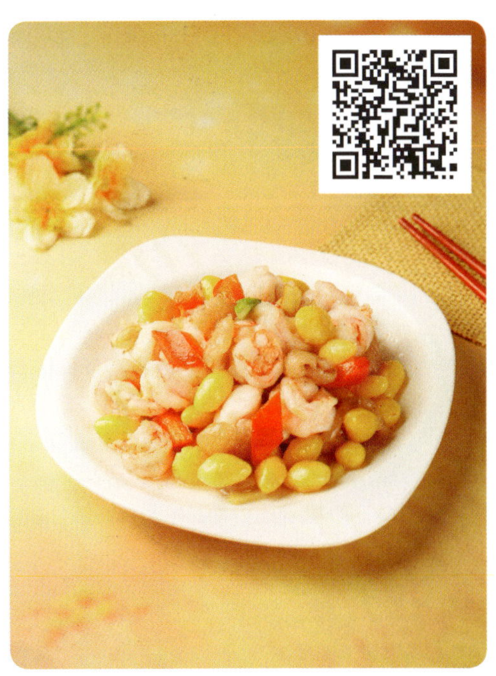

|材料| 白果150克，桂圆肉40克，彩椒60克，虾仁200克，姜片、葱段各少许

|调料| 盐、鸡粉各4克，胡椒粉1克，料酒8毫升，水淀粉10毫升，食用油适量

|做法| ①虾仁去除虾线，加调味料腌渍。

②白果、桂圆肉、彩椒汆水。

③虾仁入沸水中煮至变色。热锅注油，烧至四五成热，放入虾仁，滑油捞出。锅底留油，放入姜片、葱段、白果、桂圆肉、彩椒、虾仁、料酒、鸡粉、盐、水淀粉，翻炒片刻即可。

健康说法 虾仁有较高的营养价值，含有蛋白质、钙、磷、铁、锌、镁、钾等营养成分，具有补肾壮阳、理气开胃、养血固精、镇静安神等功效。

核桃

【Hetao】

每日适用量：4个为宜

保健营养素：蛋白质、不饱和脂肪酸、维生素C

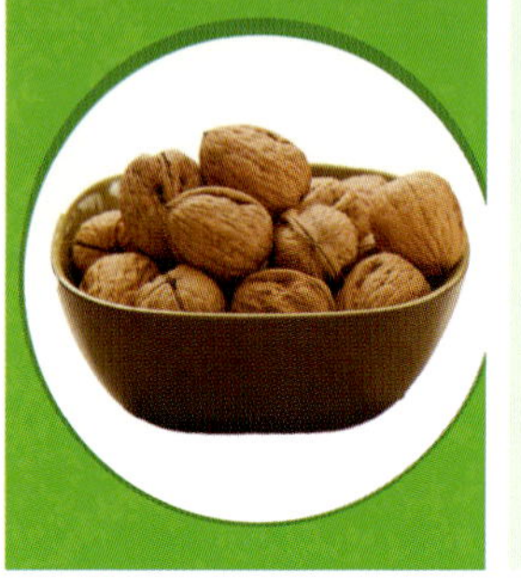

保健功效

核桃中富含蛋白质和不饱和脂肪酸，能滋养脑细胞，增强脑功能，预防阿尔茨海默病；核桃中所含有的维生素C具有软化血管的功效。核桃有润肺强肾、降低血脂的功效，长期食用还对癌症具有一定的预防效果。

食用注意

核桃含有较多脂肪，一次吃得太多，会影响消化。核桃仁表面的褐色薄皮含有丰富的营养，食用时不要剥掉，否则会损失掉一部分营养。核桃火气大，含油脂多，吃多了会令人上火和恶心，上火、腹泻的人不宜吃。

健康搭配

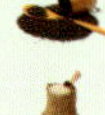

核桃+红枣 ▶美容养颜

核桃+黑芝麻 ▶补肝益肾、乌发润肤

核桃+粳米 ▶健脑补肾，养血益智

核桃+蜂蜜 ▶滋养肝肾，润燥滑肠

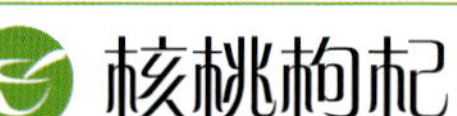

核桃枸杞肉丁

▶增强记忆力，改善缺铁性贫血

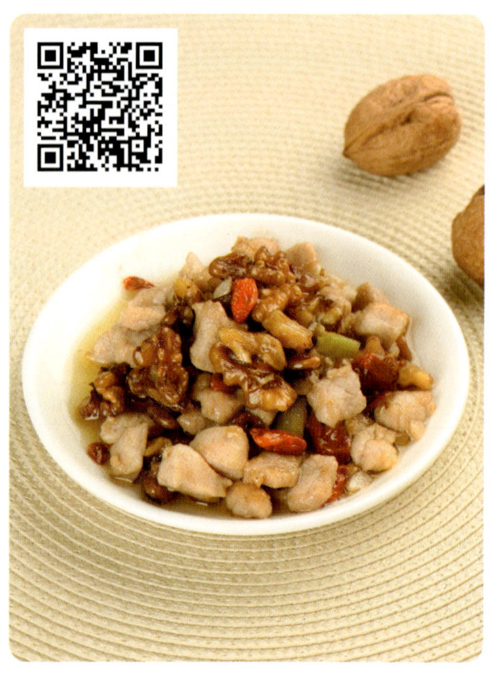

材料 核桃仁40克，瘦肉120克，枸杞5克，姜片、蒜末、葱段各少许

调料 盐、鸡粉各少许，食粉2克，料酒4毫升，水淀粉、食用油各适量

做法 ①瘦肉切成肉丁加调味料腌渍至入味。

②核桃仁汆水，入热油中炸香。

③锅留底油，放入姜片、蒜末、葱段、瘦肉丁，炒至转色。加入料酒、枸杞、盐、鸡粉，炒匀调味，放入核桃仁，拌炒匀。

健康说法 核桃富含蛋白质、脂肪酸、B族维生素等营养元素，有健脑、增强记忆力等功效。猪肉含有丰富的优质蛋白质和人体必需的脂肪酸，能改善缺铁性贫血。

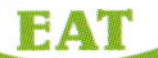

韭菜炒核桃仁

▶ 润肺强肾、强健筋骨

|材料| 韭菜200克，核桃仁40克，彩椒丝30克

|调料| 盐3克，鸡粉2克，食用油适量

|做法| ①清水烧开，加盐、核桃仁，煮约半分钟。

②用油起锅，烧至三成热。倒入核桃仁，炸片刻。锅底留油，倒入彩椒丝、韭菜，炒至断生。

③加盐、鸡粉、核桃仁，快速翻炒，至食材入味。

健康说法 核桃仁含有蛋白质、膳食纤维、钙、铁等营养物质，有滋养肌肤、润肺强肾、强健筋骨的作用。此外，核桃仁还含有镁、钾等营养元素，高血压病患者常食有稳定血压的作用。

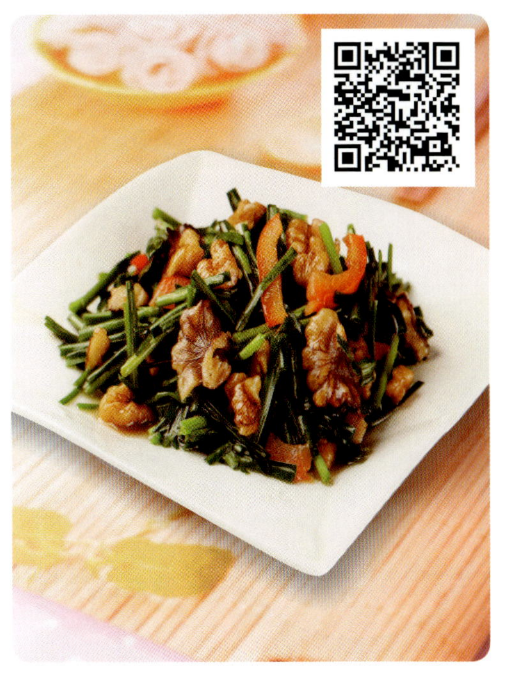

核桃豆浆

▶ 补充多种维生素，稳定血压

|材料| 水发黄豆120克，核桃仁40克

|调料| 白糖15克

|做法| ①榨汁机中倒入黄豆、清水、核桃仁，搅拌至黄豆成细末状。用滤网滤取豆汁，装入碗中，待用。

②砂锅置火上，倒入生豆浆。大火煮1分钟，汁水沸腾，掠去浮沫。

③加白糖，用中火续煮片刻，至糖分溶化即可。

健康说法 核桃含有维生素B_1、维生素B_2、维生素B_6及铜、镁、钾、磷、铁等营养成分，可以减少肠道对胆固醇的吸收，有助于稳定血压，比较适合高血压病患者食用。

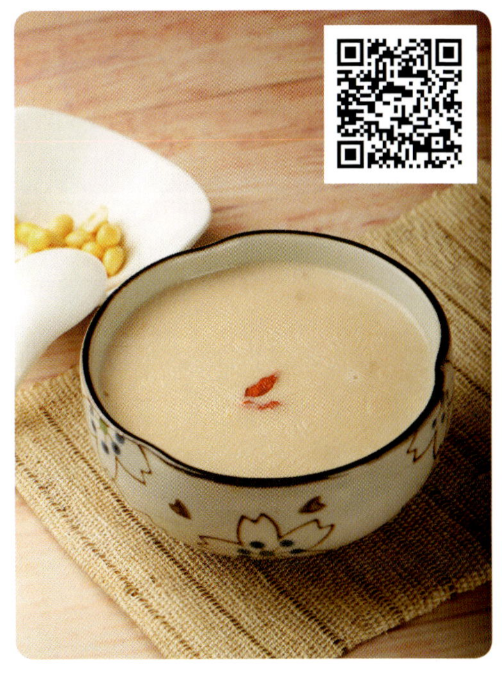

腰果

【Yaoguo】

◎每日适用量：30克为宜

◎保健营养素：膳食纤维、钙、镁、铁

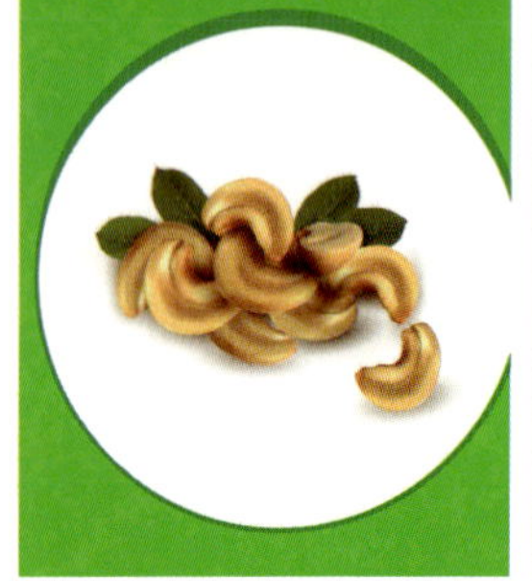

保健功效

腰果富含膳食纤维以及钙、镁、铁等微量元素，有降低血糖和胆固醇的作用。此外，腰果有保护血管、维持正常血压水平的功效。因腰果还富含钙，能防治糖尿病性骨质疏松症，所以中老年人可适量食用。

食用注意

过敏体质的人吃了腰果，易引起过敏反应。没有吃过腰果的人，不要多吃，可先吃一两粒后停十几分钟，如果不出现嘴内刺痒、流口水、打喷嚏等现象时再吃；对其他食物过敏和对其他物品过敏的人，也容易对腰果过敏。

健康搭配

腰果+莲子 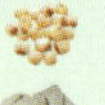 ▶养心安神、降压降糖

腰果+茯苓 ▶补润五脏、静心安神

腰果+豆芽 ▶健脾益气、清热解毒

腰果+玉米 ▶健脾、利水、护肝

榛子腰果酸奶

▶补脑养血、润肠通便

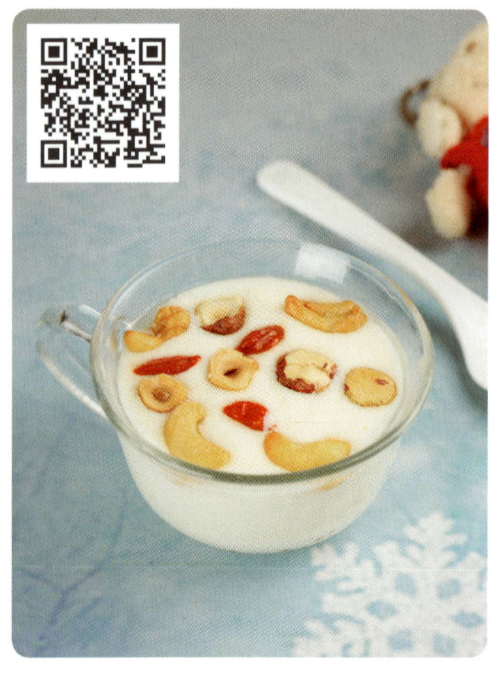

|材料| 榛子40克，腰果45克，枸杞10克，酸奶300毫升

|做法| ①热锅注油，烧至四成热。倒入腰果、榛子，炸出香味，捞出，沥干油，备用。

②取一个干净的杯子，将备好的酸奶装入杯中。

③放入炸好的腰果、榛子，再摆上洗净的枸杞装饰即可。

健康说法 腰果的油脂含量较高，还含有蛋白质、糖类、不饱和脂肪酸和多种维生素、矿物质等，有补脑养血、补肾、健脾、润肠通便等功效。

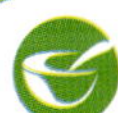

西芹腰果虾仁

▶ 防止动脉硬化，预防高血压

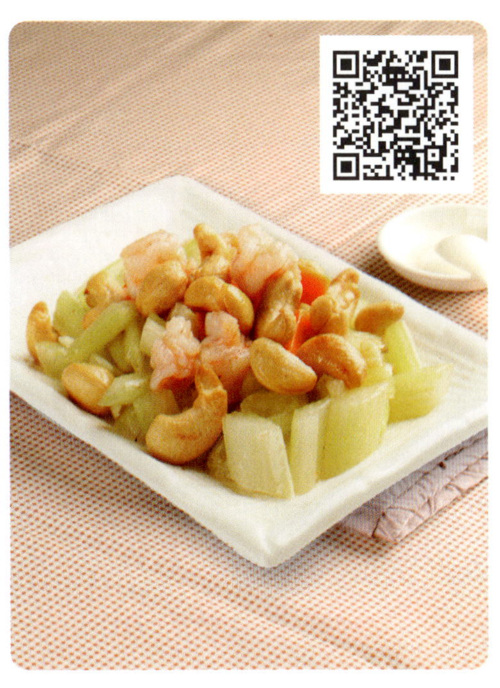

|材料| 西芹90克，虾仁60克，胡萝卜45克，腰果35克，姜片、蒜末、葱段各少许

|调料| 盐2克，料酒3毫升，水淀粉、食用油各适量

|做法| ①虾仁去虾线，加调味料腌渍约10分钟，至其入味。

②胡萝卜、西芹汆水。腰果炸香。

③锅底留油，倒入虾仁、料酒、姜片、蒜末、葱段，焯煮过的食材、盐、水淀粉，翻炒至食材熟软、入味即成。

健康说法 虾仁含有丰富的镁，对心脏活动具有重要的调节作用，能较好地保护心血管系统，减少血液中胆固醇含量，防止动脉硬化，还可以扩张冠状动脉，有利于预防高血压及心肌梗死。

玉米腰果火腿丁

▶ 补充微量元素、降低血糖

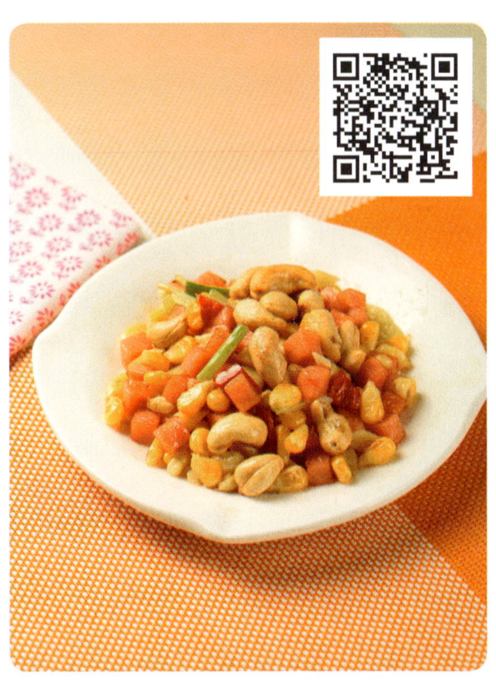

|材料| 鲜玉米粒120克，火腿80克，红椒20克，腰果15克，姜片、蒜末、葱段各少许

|调料| 盐、鸡粉各2克，料酒3毫升，水淀粉、食用油各适量

|做法| ①玉米粒汆水，火腿切成丁，红椒切块。

②火腿丁、腰果炸香，待用。

③用油起锅，放姜片、蒜末、葱段、红椒块、玉米粒、火腿丁，加料酒、盐、鸡粉、水淀粉翻炒片刻，至全部食材入味，放在盘中，撒上炸熟的腰果即成。

健康说法 玉米不仅能补充人体所需的营养物质，还能减少人体对糖类物质的吸收，有降低血糖的作用，非常适合糖尿病患者食用。

芝麻

【Zhima】

每日适用量：20～30克为宜

保健营养素：矿物质、维生素A、维生素D

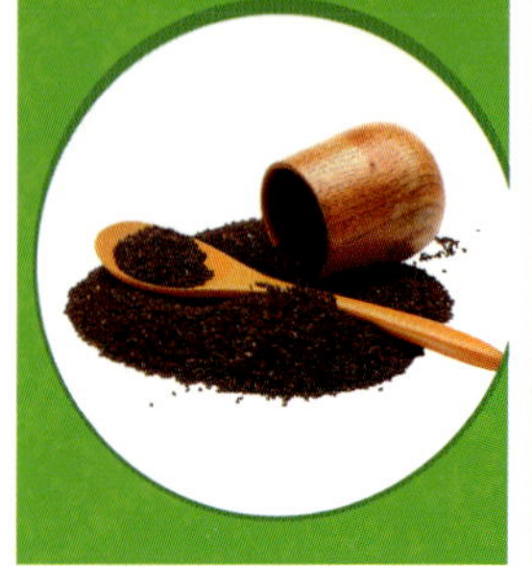

保健功效

芝麻中富含矿物质，如钙、镁、铁等，有助于骨骼健康，还可以补血益气。芝麻中的亚油酸有调节胆固醇的作用。此外，芝麻还含有脂溶性维生素A、维生素D等，对中老年人有补中益气的作用。

食用注意

优质芝麻色泽鲜亮、纯净；外观白色，大而饱满，皮薄，嘴尖而小。阴虚火旺者（即经常上火，手心、足心发热，脸色潮红的人）不要多吃芝麻，否则会加重这些症状。患有慢性肠炎、便溏腹泻者忌食芝麻。

健康搭配

芝麻+海带 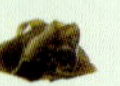 ▶美容、抗衰老

芝麻+核桃 ▶改善睡眠

芝麻+桑葚 ▶降血脂

芝麻+冰糖 ▶润肺、生津

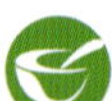

核桃黑芝麻酸奶

▶滋养脑细胞，增强脑功能

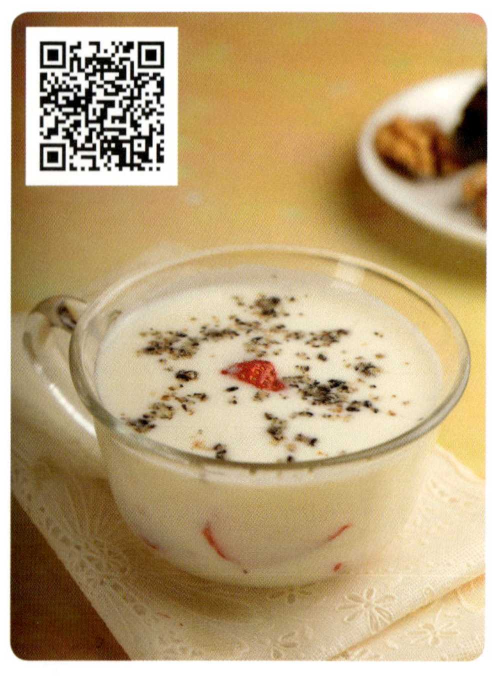

材料 酸奶200毫升，核桃仁30克，草莓20克，黑芝麻10克

调料 白糖少许

做法 ①锅置火上烧热，放入黑芝麻。中小火翻炒匀，至其散出香味。

②核桃仁压碎，放入炒过的黑芝麻，碾压至材料呈粉末状。

③另取一个干净的玻璃杯，放入切好的草莓。倒入酸奶，再均匀地撒上核桃粉，加白糖，搅拌均匀即可。

健康说法 核桃仁含有较多的蛋白质及人体所需的不饱和脂肪酸，这些成分是大脑组织细胞代谢的重要物质，能滋养脑细胞，增强脑功能，很适合中老年人食用。

芝麻带鱼

▶ 降胆固醇、稳定血糖

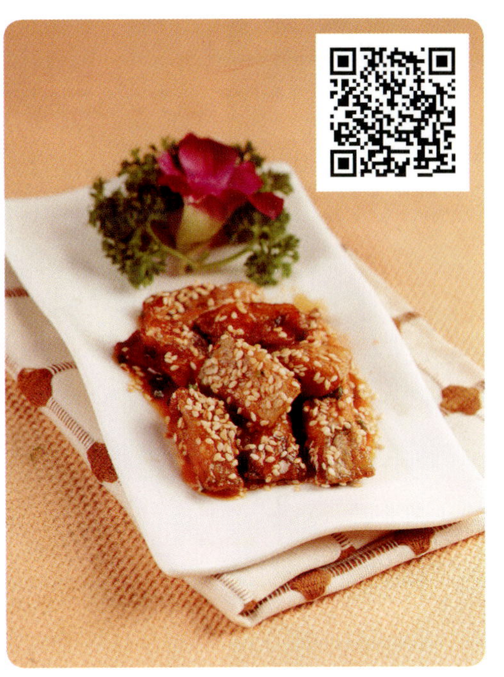

|材料| 带鱼140克，熟芝麻20克，姜片、葱花各少许

|调料| 盐、鸡粉各3克，生粉7克，生抽4毫升，水淀粉、辣椒油、老抽、料酒、食用油各适量

|做法| ①带鱼块中加姜片、盐、鸡粉、生抽、料酒、生粉，拌匀，腌渍15分钟至入味。

②锅中热油，放入带鱼块炸至金黄色。

③锅底留油，倒入清水、辣椒油、盐、鸡粉、生抽、水淀粉，调成浓汁，淋入老抽，炒匀上色。放入带鱼块，炒匀，撒入葱花，炒出葱香味即可。

健康说法 带鱼对心血管系统有很好的保护作用，有利于糖尿病患者降低血压。

芝麻土豆丝

▶ 健脾和胃、益气调中

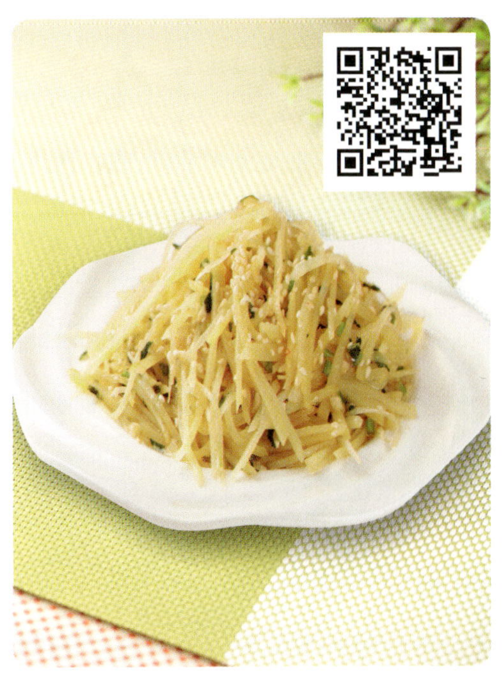

|材料| 土豆180克，香菜20克，熟芝麻15克，蒜末少许

|调料| 盐2克，白糖3克，陈醋8毫升，食用油适量

|做法| ①清水烧开，加少许盐、油，加土豆丝，煮半分钟，至其断生。

②用油起锅，放入蒜末、土豆丝、陈醋、剩余的盐、白糖，炒匀调味。

③撒上香菜末，快速翻炒一会儿，至食材散出香味，装入盘中，撒上熟芝麻即成。

健康说法 土豆能健脾和胃、益气调中，对脾胃虚弱、消化不良、肠胃不和者有食疗作用。土豆中的钾元素可以促进人体排除体内的钠，有助于降低血压。

牛奶

【Niunai】

- 每日适用量：200毫升左右为宜
- 保健营养素：钙、镁

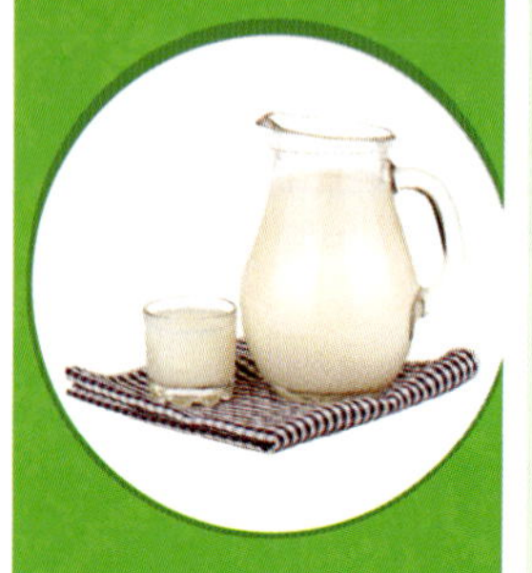

保健功效

牛奶中富含钙、镁等元素，对心脏活动具有重要的调节作用，能很好地保护心血管系统，减少血液中胆固醇含量，有助于中老年人预防动脉硬化及心肌梗死。

食用注意

牛奶不宜生食，一定要煮沸后饮用，最好采用间接加热法，煮沸时间不能太久，直接加热会使牛奶产生蛋白质凝结。喝牛奶不能空腹，最好与一些淀粉类的食品同食。空腹时肠胃蠕动快，大大缩短了牛奶在胃里的停留时间，不利于营养消化吸收。

健康搭配

搭配		功效
牛奶+木瓜	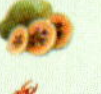	降糖降压、美白养颜
牛奶+火龙果		清热解毒、润肠通便
牛奶+鸡蛋		增强免疫力
牛奶+粳米		补虚损，健脾胃，润五脏

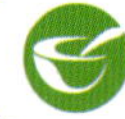

蓝莓牛奶西米露

▶ 改善血液循环，降低血压

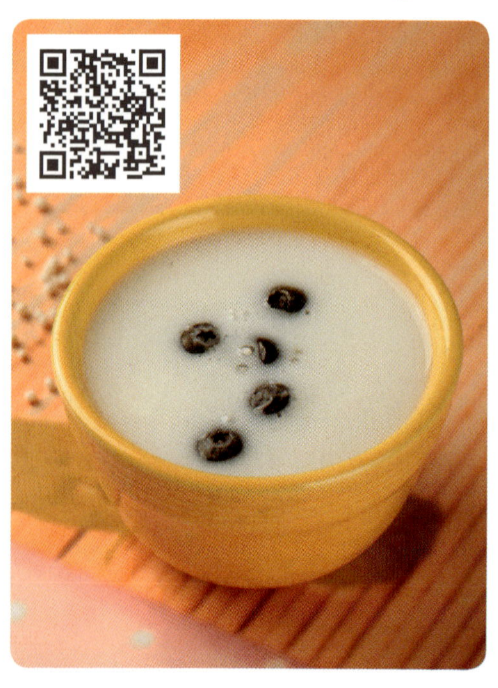

材料 西米70克，蓝莓50克，牛奶90毫升

调料 白糖6克

做法 ①锅中注入适量清水，用大火烧开，倒入西米，煮沸后小火煮约15分钟，至米粒变软。

②倒入准备好的牛奶，加入少许白糖，搅拌均匀。

③用大火续煮一会儿，至糖分溶化，装入汤碗中，撒上蓝莓即成。

健康说法 蓝莓中含有维生素、蛋白质、钙、铁、磷、钾、锌等营养成分，能够强化毛细血管，改善血液循环，老年人经常食用蓝莓对降血压有一定的作用。

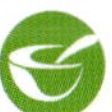

花生银耳牛奶

▶ 延缓衰老、美容养颜

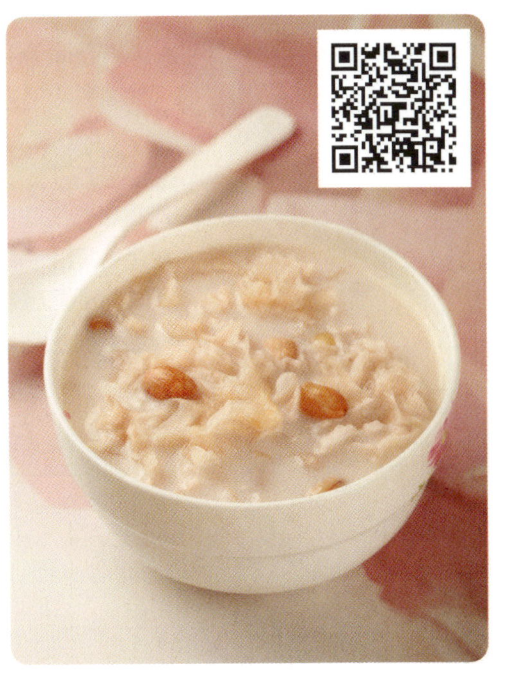

|材料| 花生80克，水发银耳150克，牛奶100毫升

|做法| ①洗好的银耳切小块，备用。砂锅中注入适量清水烧开。

②放入洗净的花生米，加入切好的银耳，搅拌匀，烧开后用小火煮20分钟。倒入备好的牛奶。用勺拌匀，煮至沸。

③关火后将煮好的花生银耳牛奶盛出，装入碗中即可。

健康说法 花生含有油酸与维生素E，可以强化血管；还含有白藜芦醇，能够使血流顺畅，预防动脉硬化，从而有效降低血压，适合中老年人食用。

苦瓜牛奶汁

▶ 促进血液循环、稳定血压

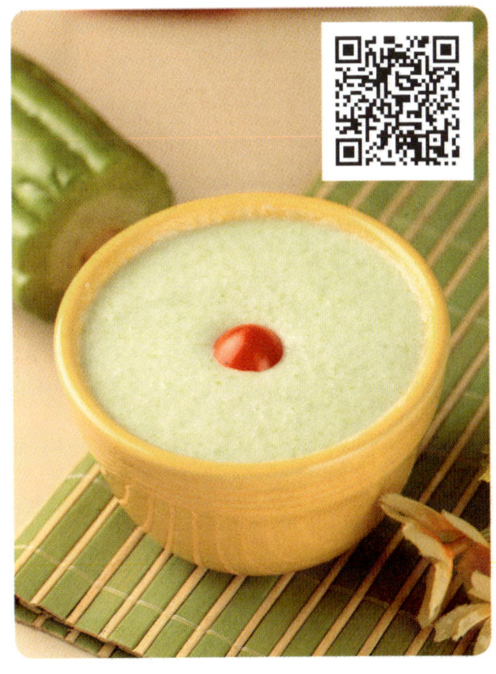

|材料| 苦瓜120克，牛奶200毫升，小苏打适量

|做法| ①锅中注入适量清水，用大火烧开，加入适量小苏打、苦瓜，煮半分钟，断生后捞出，备用。

②取榨汁机将苦瓜丁榨汁，倒入备好的牛奶，搅拌一会儿，使牛奶与苦瓜汁混合均匀。

③装入碗中即成。

健康说法 牛奶含有脂肪、维生素A、B族维生素、维生素C、维生素E、钙、磷、镁、铁、钾等营养成分，有较高的营养价值。高血压病患者适量饮用，对促进血液循环、稳定血压均有益处。

莲子

【Lianzi】

每日适用量：20克（干品）

保健营养素：棉籽糖、钙、磷、钾

保健功效

莲子中所含的棉籽糖，对于中老年人有很好的滋补作用。莲子还富含钙、磷、钾，有安神、养血的作用。还可为骨骼和牙齿提供丰富的钙，预防骨质疏松。

食用注意

挑选新鲜的莲子要选择形状饱满、表皮颜色呈现淡嫩绿黄色的莲子。莲子收涩作用较强，大便秘结患者食用莲子，会使病情加重。莲子含有的生物碱具有明显的降压作用，血压过低者慎食。莲子还有收敛固涩的作用，如果淋症患者食用莲子，会加重病情。

健康搭配

莲子+鸭肉 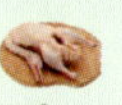 ▶补肾健脾、滋补养阴

莲子+红枣 ▶促进血液循环、增进食欲

莲子+百合 ▶清心宁神

莲子+糯米 ▶补脾益胃

瘦肉莲子汤

▶防癌抗癌、养心安神

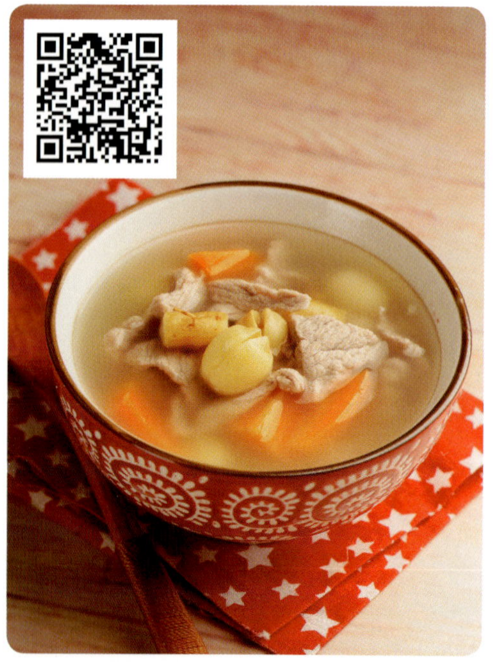

|材料| 猪瘦肉200克，莲子40克，胡萝卜50克，党参15克

|调料| 盐2克，鸡粉2克，胡椒粉少许

|做法| ①胡萝卜切块。猪瘦肉切片。

②砂锅中注入适量清水，加入备好的莲子、党参、胡萝卜。放入瘦肉，拌匀，用小火煮30分钟。放盐、鸡粉、胡椒粉搅拌匀，至食材入味。

③关火后入碗中即可。

健康说法 莲子含有蛋白质、多种维生素及微量元素，具有补脾止泻、养心安神、固精、防癌抗癌等功效，非常适合中老年人经常食用。

松仁

【 Songren 】

◎每日适用量：25克为宜

◎保健营养素：不饱和脂肪酸

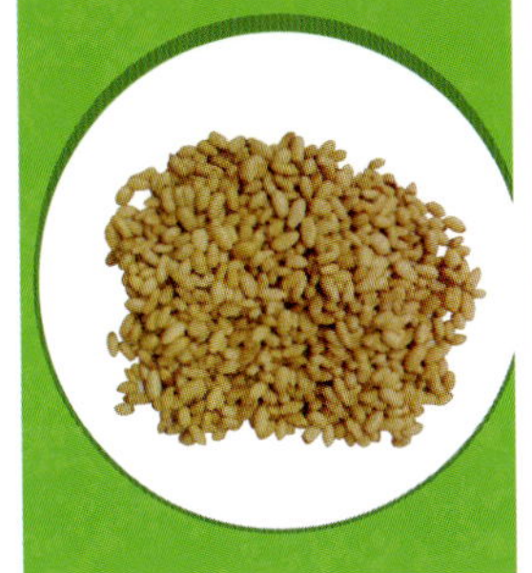

保健功效

松仁中的脂肪成分是油酸、亚油酸等不饱和脂肪酸，具有防治动脉硬化的作用。另外，松仁还有防治胆固醇过高及预防高血脂和心血管疾病的作用。

食用注意

松仁应选色泽光亮，壳色浅褐，壳硬且脆，内仁易脱出，粒大均匀，壳形饱满的。壳色发暗，形状不饱满有霉变或干瘪现象的不宜选购。便溏、滑精、咳嗽痰多、腹泻者忌用；松仁含油脂丰富，所以胆功能严重不良者应慎食。

健康搭配

松仁+兔肉 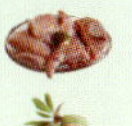 ▶预防心脏病

松仁+杏仁 ▶补脑益智、润肺、通便

松仁+粳米 ▶滋阴降火

松仁+菠菜 ▶润肺止咳

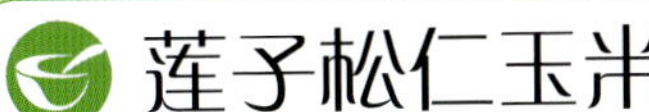

莲子松仁玉米

▶养心安神、增强记忆力

|材料| 鲜莲子150克，鲜玉米粒160克，松仁70克，胡萝卜50克，姜片、蒜末、葱段、葱花各少许

|调料| 盐4克，鸡粉2克，水淀粉、食用油各适量

|做法| ①把莲子心挑去。胡萝卜、玉米粒、莲子用大火煮至八成熟。

②松仁入热油中小火滑油1分钟。锅底留油，放姜片、蒜末、葱段，倒入玉米粒、胡萝卜、莲子、盐、鸡粉、水淀粉炒匀。

③盛出装盘，撒上松仁和葱花即可。

健康说法 莲子的钙、磷、钾和蛋白质含量很高，有养心安神的功效。此外，玉米富含的不饱和脂肪酸有增强记忆力的功效。

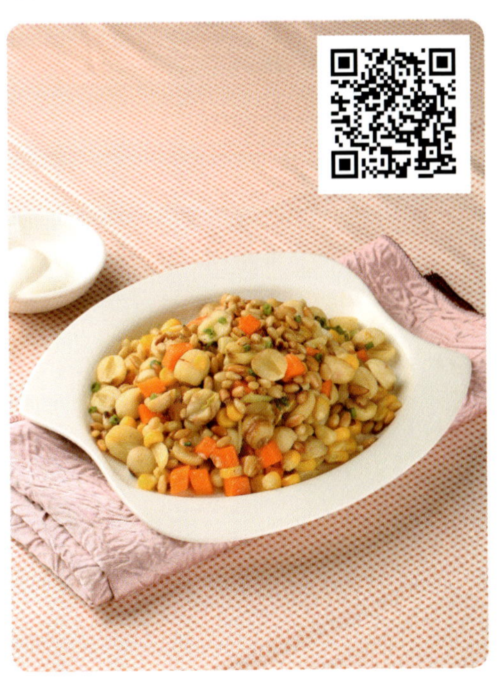

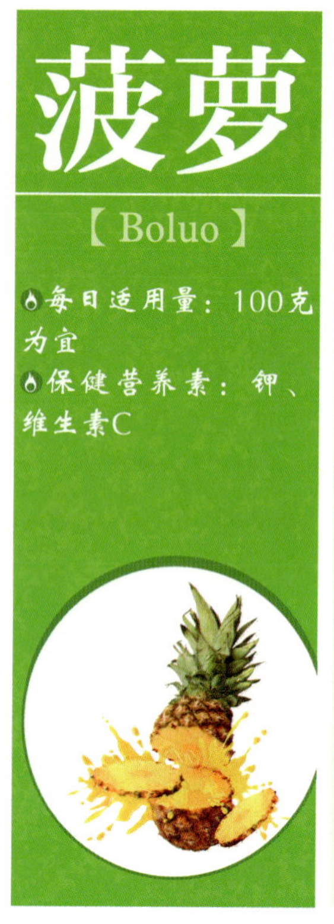

菠萝

【Boluo】

◆每日适用量：100克为宜

◆保健营养素：钾、维生素C

保健功效

菠萝中富含的钾能促进体内钠盐的排出，可有效降低血压，对患有高血压的中老年人有较好的食疗功效。菠萝所含的维生素C也相当丰富，可以有效降低胆固醇和血脂，保护血管。

食用注意

菠萝中含有苷类，对人的皮肤、口腔黏膜有一定的刺激性，吃了未经处理的生菠萝就会感觉到口腔发痒。菠萝中含有菠萝蛋白酶，这种蛋白质水解酶有很强的分解纤维蛋白的作用。有一些人对这种酶过敏，会出现恶心、呕吐、腹泻、腹痛等症状。

健康搭配

菠萝+黄瓜 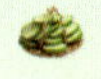 ▶降压降脂、利尿

菠萝+苹果 ▶除烦、养胃、生津

菠萝+鸡肉 ▶止泻、消食

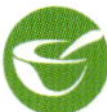

菠萝炒鸭丁

▶养胃滋阴、利水消肿

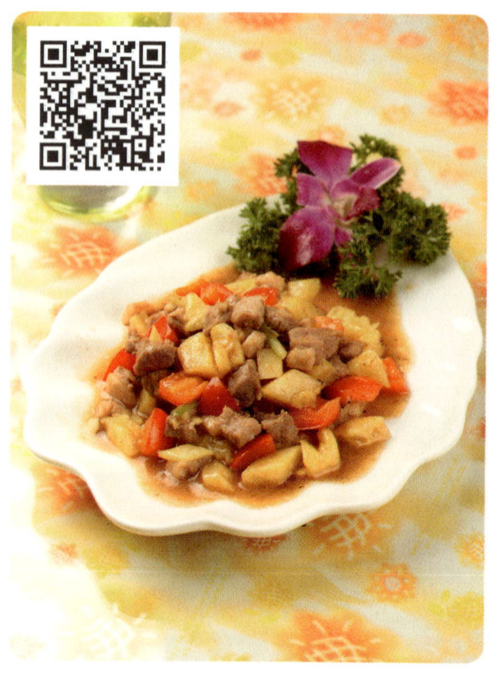

|材料| 鸭肉200克，菠萝肉180克，彩椒50克，姜片、蒜末、葱段各少许

|调料| 盐4克，鸡粉2克，蚝油5克，料酒6毫升，生抽8毫升，水淀粉、食用油各适量

|做法| ①鸭肉丁淋入生抽、料酒，加盐、鸡粉、水淀粉、油，腌至鸭肉入味。

②菠萝丁、彩椒块入开水中煮半分钟。

③用油起锅，放入姜片、蒜末、葱段、鸭肉块、料酒、焯煮好的食材、蚝油、生抽、盐、鸡粉、水淀粉，翻炒均匀，装盘即成。

健康说法 鸭肉具有养胃滋阴、清虚热、利水消肿的功效。鸭肉脂肪含量低，主要是不饱和脂肪酸。糖尿病患者食用鸭肉，有保护心脏的作用。

苹果

【Pingguo】

每日适用量：1个为宜

保健营养素：铬、钾、苹果酸

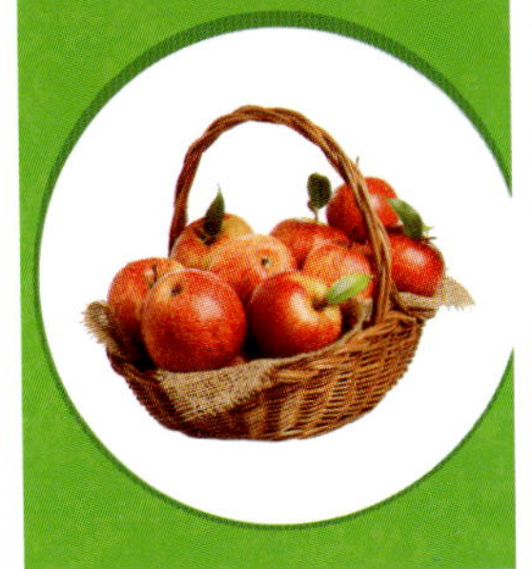

保健功效

苹果含有丰富的铬，能提高糖尿病人对胰岛素的敏感性；苹果中所含的钾，具有降低血压、防治心脑血管并发症的作用；苹果酸可以稳定血糖，对预防老年性糖尿病有一定的功效。

食用注意

选购苹果应挑个头适中，果皮光洁、颜色艳丽的。苹果不宜与海味同食。苹果中含有鞣酸，与海味同食会降低海味蛋白质的营养价值，还很容易出现腹痛、恶心、呕吐等症状。

健康搭配

苹果+洋葱 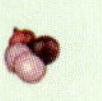 ▶降糖降脂，保护心脏

苹果+香蕉 ▶防止铅中毒

苹果+山楂 ▶消食、止痛

苹果+芹菜 ▶降低血压、预防便秘

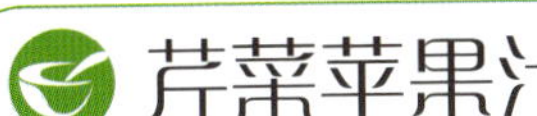

芹菜苹果汁

▶润肺养胃、生津止渴

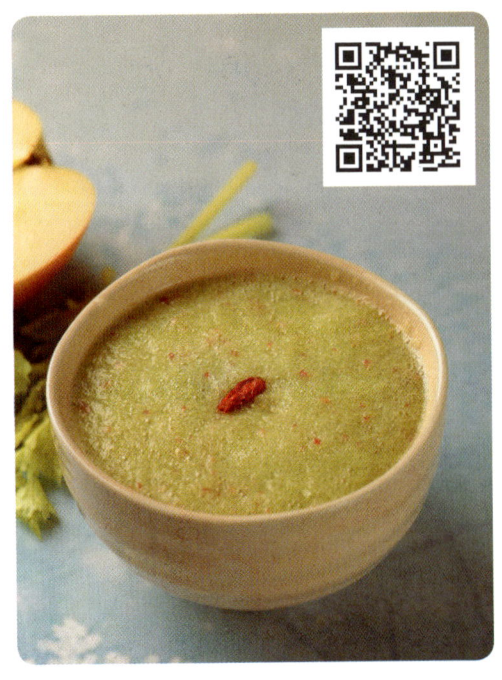

|材料| 苹果100克，芹菜90克

|调料| 白糖7克

|做法| ①芹菜洗净切粒状，苹果洗净去果核，切小块。

②取榨汁机，倒入切好的食材，注入矿泉水，接通电源，榨取果汁。

③加入少许白糖，再次选择“榨汁”功能，搅拌，至糖分溶化。

④将榨好的果汁倒入杯中即可。

健康说法 苹果含有胡萝卜素、维生素C、B族维生素、钙、磷、钾、镁、铁、锌等营养物质，有润肺养胃、生津止渴的功效。苹果还含有果胶，有降低胆固醇、降血压的作用。

橙子

【Chengzi】

每日适用量：1～2个为宜

保健营养素：维生素C、胡萝卜素

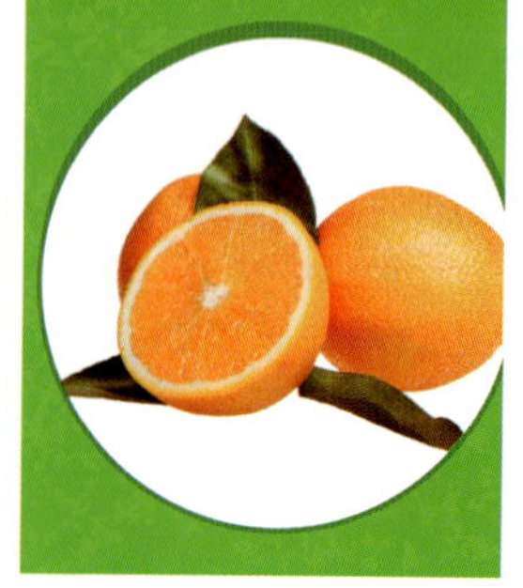

保健功效

橙子中含有大量维生素C和胡萝卜素，可以有效抑制致癌物质的形成，并降低胆固醇和血脂，还能软化和保护血管，促进血液循环。

食用注意

过多食用橙子等柑橘类水果会引起中毒，出现手、足乃至全身皮肤变黄，严重者还会出现恶心、呕吐、烦躁、精神不振等症状，医学上称为“胡萝卜素血症”。吃橙子后1小时内不要喝牛奶，因为牛奶中的蛋白质遇到果酸会凝固，影响消化吸引。

健康搭配

橙子+蜂蜜 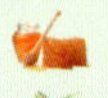 ▸可治胃气不和、呕逆少食

橙子+玉米 ▸促进维生素的吸收，降低血压

橙子+苹果 ▸除烦、养胃、生津

橙子+韭菜 ▸清肠通便

酸甜莲藕橙子汁

▸助眠和胃、美容养颜

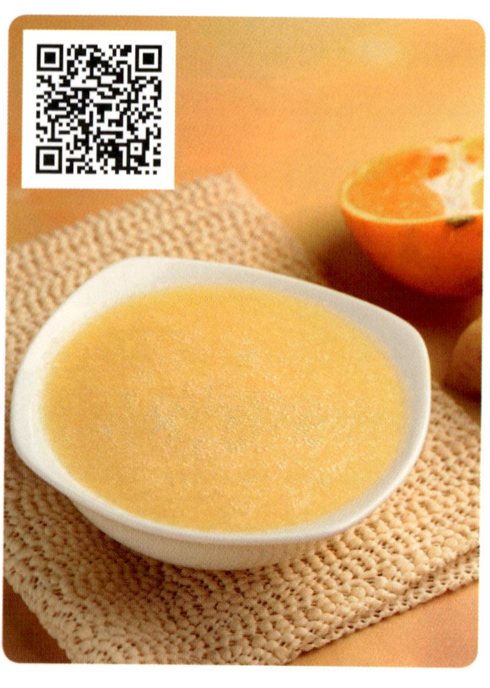

|材料| 莲藕100克，橙子1个

|调料| 白糖10克

|做法| ①莲藕切块。橙子去皮，切块。锅中注水烧开，倒入莲藕块，煮1分钟，至其断生。捞出，沥干水分，待用。

②取榨汁机，选择“搅拌”刀座组合，将备好的食材倒入搅拌杯中。加入纯净水，榨取蔬果汁。加白糖搅匀。

③揭开盖子，将搅拌好的蔬果汁倒入杯中即可。

健康说法 柠檬含有丰富的钙、铁、B族维生素、维生素C、柠檬酸、苹果酸等成分，有健脾开胃的功效，对于脾胃不和引起的睡眠不佳有一定作用。

香蕉

【Xiangjiao】

每日适用量：1～2根为宜

保健营养素：膳食纤维、维生素C

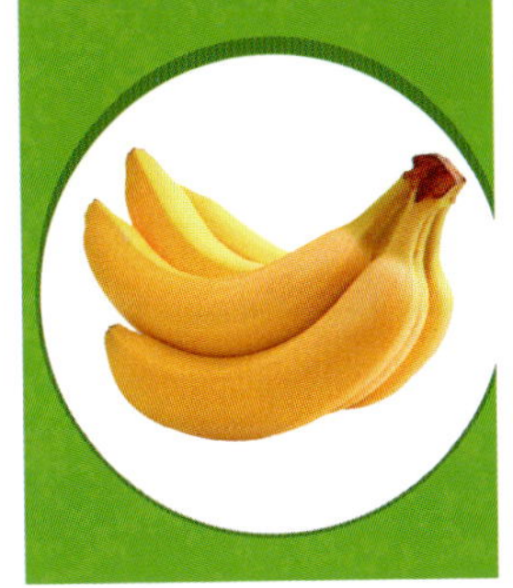

保健功效

香蕉中富含大量的膳食纤维和维生素C，可促进胃肠蠕动，减少肠道对胆固醇的吸收，有效防治便秘。另外，香蕉中富含的钾元素有减肥、降压的作用，适合中老年人食用。

食用注意

香蕉性寒，体质偏虚寒者慎食。空腹吃香蕉会加快肠胃的运动，促进血液的循环，增强心脏的负荷，很容易导致心肌梗死。香蕉的含糖量比较高，会使血液循环减慢，代谢物堆积，如果关节炎和糖尿病患者食用香蕉会加重病情。

健康搭配

香蕉+西瓜皮 ▶治疗高血压

香蕉+芝麻 ▶补益心脾、养心安神

香蕉+橙子 ▶清热解毒，润肠通便

香蕉葡萄汁

▶润肠通便、降压美容

|材料| 香蕉150克，葡萄120克

|做法| ①将备好的香蕉去皮，果肉切成小块，备用。

②取榨汁机，选择“搅拌”刀座组合，将洗好的葡萄倒入搅拌杯中。再加入切好的香蕉，倒入适量纯净水。盖上盖，选择“榨汁”功能，榨取果汁。

③揭开盖，将果汁倒入杯中即可。

健康说法 香蕉中含有丰富的膳食纤维、维生素C、糖等营养成分，可以促进新陈代谢，改善血液循环，从而起到润肠通便、预防高血压的作用。

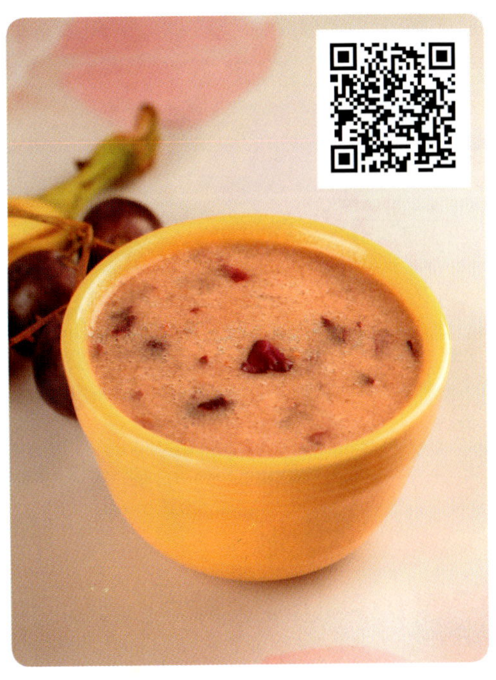

杨桃

【 Yangtao 】

- 每日适用量：1个为宜
- 保健营养素：碳水化合物、维生素、酸性物质

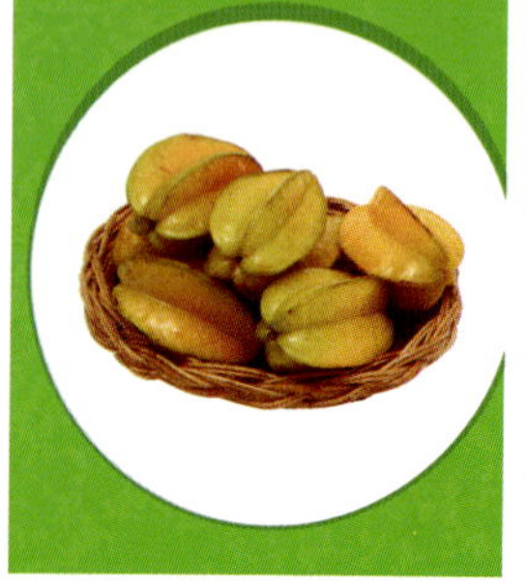

保健功效

杨桃中碳水化合物、维生素及有机酸含量丰富，能迅速补充人体的水分，生津止渴，消除疲劳感；杨桃中还含有大量草酸、柠檬酸、苹果酸，能提高胃液的酸度，促进食物的消化，所以中老年人可以食用。

食用注意

杨桃含有一种神经毒素，一般人食用可代谢，肾病患者无法将此毒素排出体外，导致中毒。杨桃亦含有微毒物质草酸，部分肾病病人进食杨桃后，无法将草酸排出体外，草酸会与人体中钙离子结合产生结石，肾病病人进食少量亦有机会中毒。

健康搭配

杨桃+红醋 ▶消食化积

杨桃+绿豆 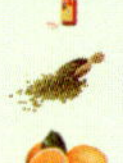 ▶消暑利水

杨桃+橙子 ▶滋阴润肺

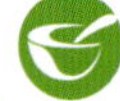

杨桃甜橙木瓜沙拉

▶补充维生素、预防高血压

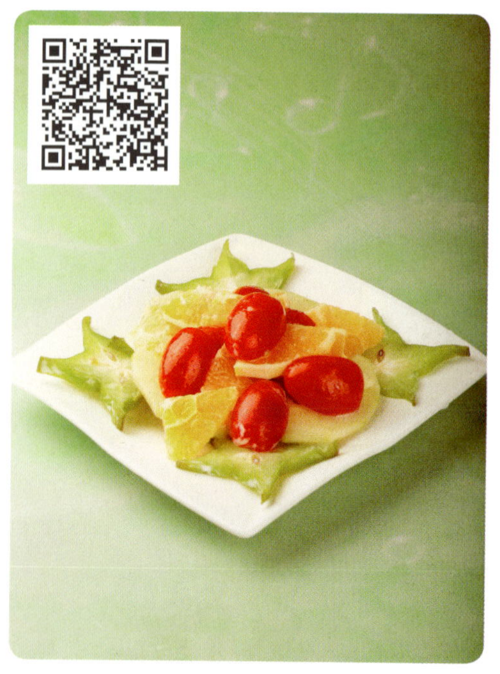

材料 木瓜200克，杨桃、橙子各100克，圣女果90克，柠檬60克

调料 酸奶适量

做法 ①取大碗，倒入切好的木瓜、橙肉、杨桃、圣女果，加入适量酸奶。

②快速搅拌一会儿，至食材混合均匀。

③另取一干净盘子，盛出拌好的食材，摆放好。再取柠檬片，挤出汁水，滴在盘中即成。

健康说法 木瓜营养丰富，含有蛋白质、蛋白酶、柠檬酶、胡萝卜素、木瓜酶、维生素C、B族维生素及钙、磷等营养物质，有预防高血压的作用，是高血压病患者的理想食品。

桑葚

【Sangshen】

◆每日适用量：50克左右为宜

◆保健营养素：铁、维生素C、多种矿物质

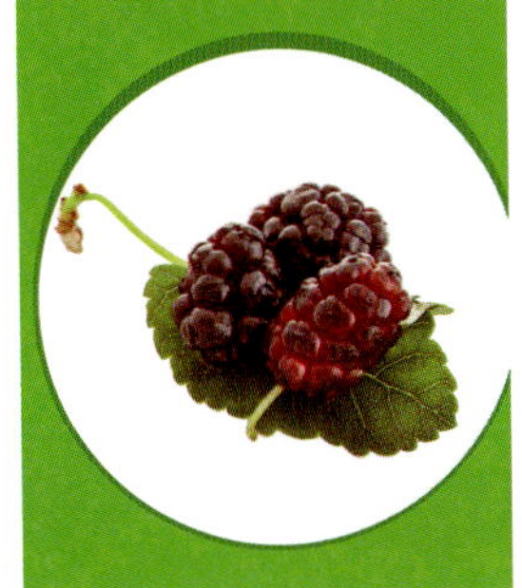

保健功效

桑葚含有丰富的铁、维生素C、有机酸，这些有效成分可以降低血糖、血压和血脂，也可预防高血压、高血脂，同时，还有健脾胃、助消化的作用。

食用注意

熬桑葚时忌用铁器，桑葚会分解酸性物质，跟铁产生化学反应而导致中毒。桑葚中含有溶血性过敏物质及透明质酸，过量食用后容易发生溶血性肠炎。脾虚便溏者不宜食用桑葚。桑葚含糖量高，糖尿病人不宜食用含有糖分的食物，所以应忌食桑葚。

健康搭配

桑葚+枸杞 ▶滋补肝肾、明目、降压

桑葚+首乌 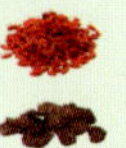 ▶滋阴补肾，辅助治疗须发早白

桑葚+冰糖 ▶补肝益肾、养阴润燥

桑葚+桂圆 ▶辅助治疗贫血

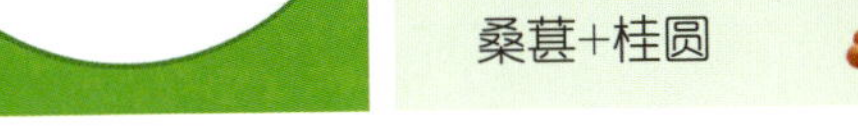

桑葚黑芝麻糊

▶ 排除多余钠盐，降低血压

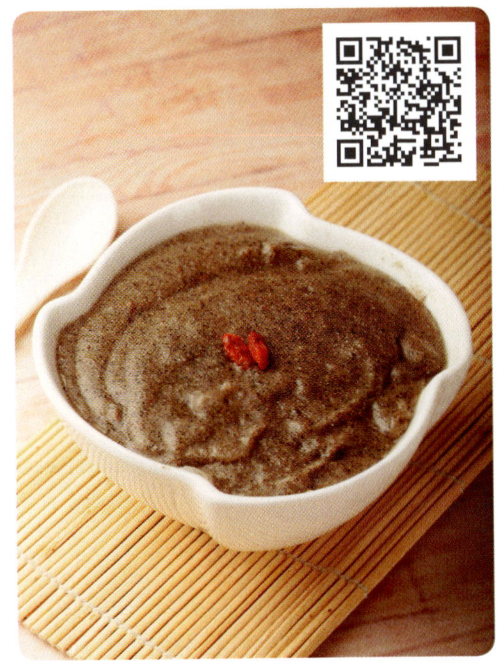

|材料| 桑葚干7克，水发大米100克，黑芝麻40克

|调料| 白糖20克

|做法| ①取榨汁机，将黑芝麻磨成粉。

②将洗净的大米、桑葚干倒入量杯中。加入适量清水，接通电源，选择“榨汁”功能，榨成汁。倒入黑芝麻粉，继续搅拌均匀。

③将混合好的米浆倒入砂锅中，加入白糖，搅拌均匀，煮成糊状即可。

健康说法 芝麻含有蛋白质、糖类、维生素A、维生素E、卵磷脂、钙、铁、钾等营养成分，可以有效地排除体内多余的钠盐，从而起到降血压的作用。

猕猴桃

【Mihoutao】

- 每日适用量：1～2个为宜
- 保健营养素：果胶、维生素C、肌醇

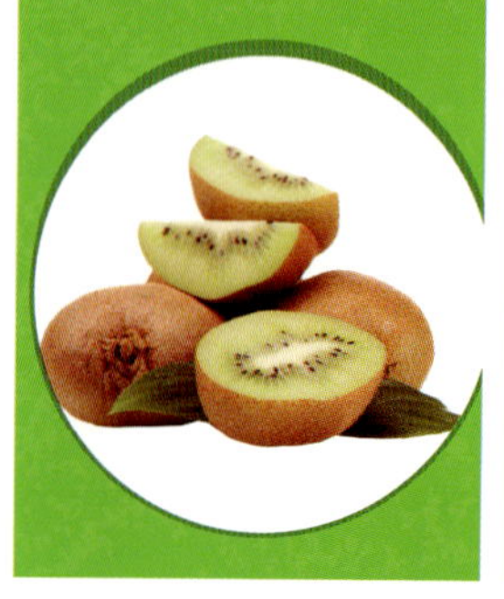

保健功效

猕猴桃含有丰富的果胶和维生素C，可降低血中胆固醇浓度，中老年人常食能预防高血脂及心脑血管疾病。猕猴桃还含有一种天然糖醇类物质——肌醇，对调节脂肪代谢、降低血脂也有较好的疗效。

食用注意

猕猴桃性寒，不宜多食，脾胃虚寒者应慎食，大便腹泻者不宜食用。猕猴桃中维生素C含量颇高，易与奶制品中的蛋白质凝结成块，不但影响消化吸收，还会使人出现腹胀、腹痛、腹泻的症状。

健康搭配

猕猴桃+橙子 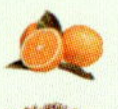 ▶预防关节磨损

猕猴桃+薏米 ▶抑制癌细胞

猕猴桃+粳米 ▶解热止咳

猕猴桃+银耳 ▶安神、降血脂

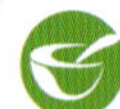

黄瓜猕猴桃汁

▶补充维生素C，稳定血压

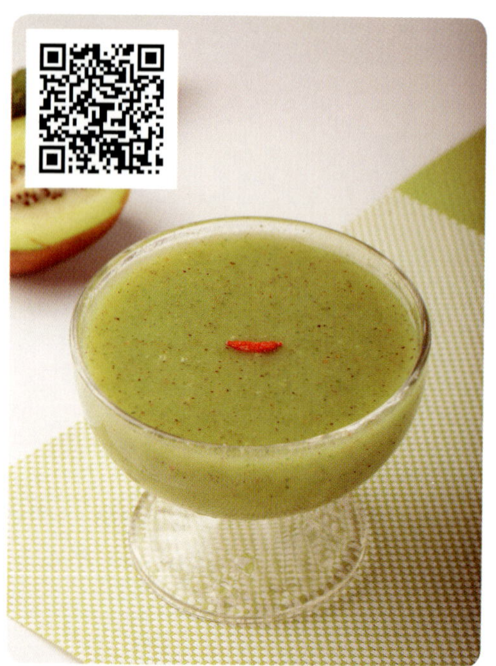

|材料| 黄瓜120克，猕猴桃150克

|调料| 蜂蜜15毫升

|做法| ①取榨汁机，将黄瓜、猕猴桃倒入搅拌杯中，加纯净水，榨取蔬果汁。

②加入适量蜂蜜，再选择“榨汁”功能，搅拌片刻。

③切断电源，揭开盖，将榨好的蔬果汁倒入杯中即可。

健康说法 猕猴桃含有较多的维生素C、维生素E、维生素K。此外，猕猴桃的脂肪含量低，而且不含胆固醇，常食有助于稳定血压，比较适合高血压病患者食用。

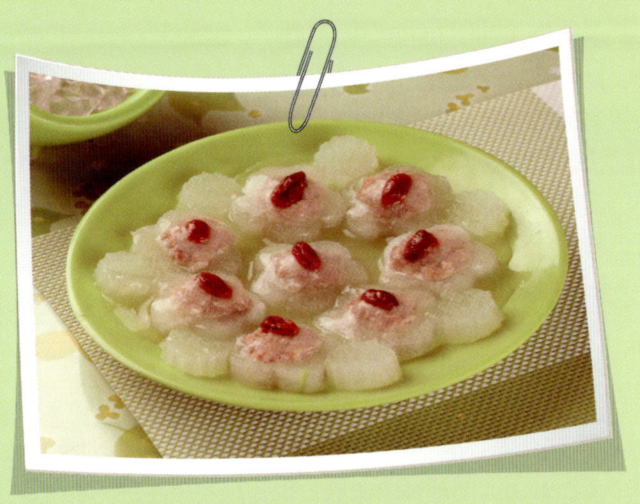

Part 3 中老年人常见病这样吃

中老年时期，机体各部分的功能都普遍衰退，新陈代谢逐渐减慢。这时会产生一系列的生理变化，如头发花白、出现老年斑、皮肤皱纹多、骨质疏松等。由于年老体衰，抗病能力下降，因此许多疾病也接踵而来。本章重点介绍中老年人常见病症的饮食宜忌与调理食谱。

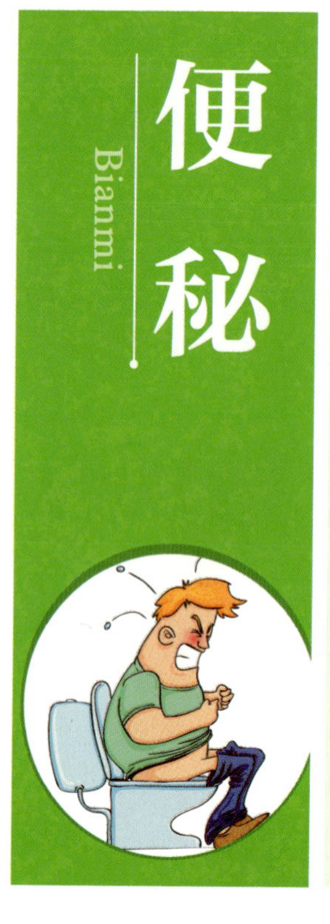

病症说明

便秘在中老年人中比较常见。便秘主要表现为大便次数减少，间隔时间延长，粪质干燥，排出困难；或粪质不干，排出不畅。可伴见腹胀、腹痛、食欲减退、嗳气反胃等症状。一般每周排便少于2～3次即为便秘。

对症饮食

√选择润肠通便的食物，如红薯、南瓜、香蕉等。

√常吃含粗纤维丰富的各种蔬果。如菠菜、空心菜、茼蒿、白萝卜、西蓝花、梨、无花果等。

√可食用一些能补充水分、清热降火的食物。如白菜、上海青、冬瓜、海带、西红柿等。

饮食禁忌

✗禁吃辛辣刺激、生冷燥热的食物，如辣椒、胡椒、芥末、咖喱、生姜、羊肉、狗肉等。

✗禁食具有性涩收敛作用的食物，如芡实、莲子等。

包菜苹果蜂蜜汁

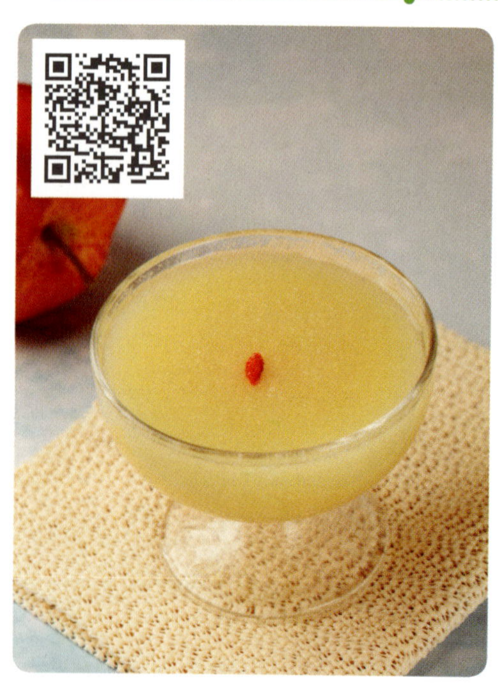

材料 包菜150克，苹果120克

调料 蜂蜜10毫升

做法 ①锅中注入适量清水，用大火烧开，倒入洗净切好的包菜，煮1分钟，至其熟软。

②将包菜、苹果块倒入榨汁机中，加入纯净水，榨取蔬果汁。

③加入适量蜂蜜，再次选择“榨汁”功能，搅拌均匀即可。

调理功效 苹果中含有多种维生素、矿物质和糖类、脂肪等营养成分。包菜含有较多的粗纤维，能够预防中老年人便秘的发生。

骨质疏松

Guzhishusong

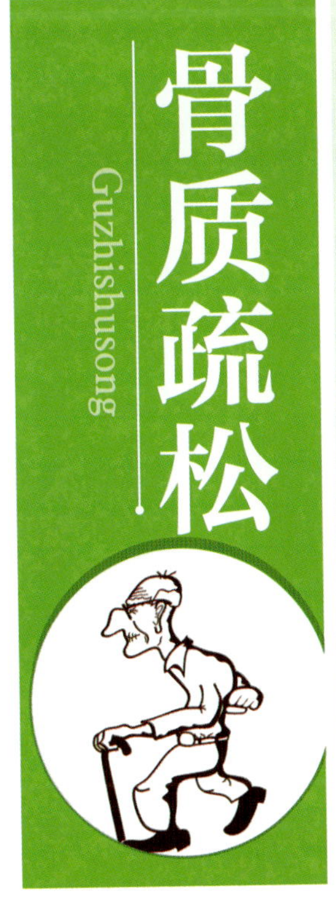

病症说明

骨质疏松分为原发性骨质疏松症和继发性骨质疏松症。原发性骨质疏松症主要是以骨质减少、骨的微观结构退化为特征，导致骨的脆性增加并容易发生骨折。中老年人由于牙齿脱落及消化功能降低，进食减少，多有营养缺乏，导致蛋白质、钙、磷、维生素及微量元素摄入不足，致使骨代谢紊乱，也容易导致继发性骨质疏松。

对症饮食

√可经常食用含有补充维生素D的食材，如鸡蛋、鱼肝油、沙丁鱼、鳜鱼等。

√宜选用具有补充钙元素作用的食材，如猪骨、紫菜、海带、黑木耳等。

饮食禁忌

✗少吃含磷较多的食物，如动物的肝脏等。

✗不宜吃得过咸，吃盐过多会增加钙的流失。

黄芪飘香猪骨汤

材料 猪骨400克，黄芪、酸枣仁、枸杞各10克

调料 盐、鸡粉各2克，料酒8毫升

做法 ①清水烧开，淋入料酒。倒入猪骨，煮沸，汆去血水。

②清水烧开，倒入猪骨、黄芪、酸枣仁、枸杞，淋入料酒。烧开后小火炖1小时，至食材熟透。

③揭开盖，放入少许盐、鸡粉，拌匀调味即可。

调理功效 经常食用猪骨能够有效预防和辅助治疗骨质疏松，尤其是猪骨熬汤之后营养更易吸收，非常适宜中老年人食用。

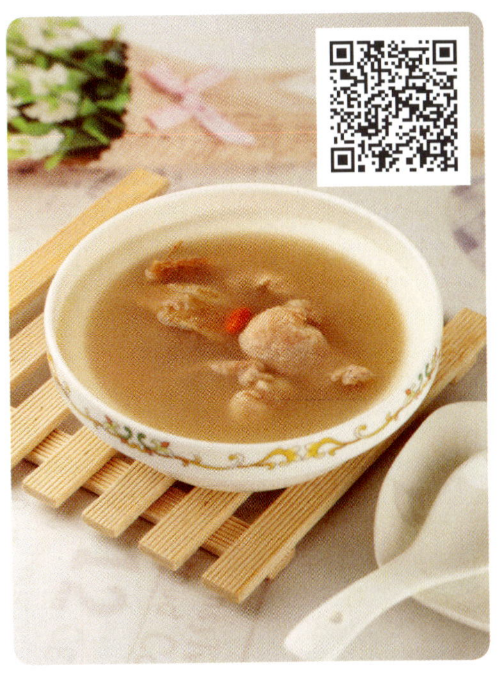

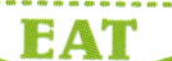

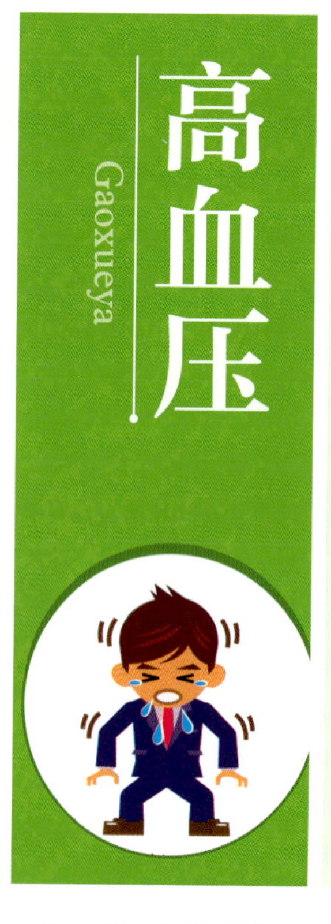

高血压

病症说明

高血压是指在静息状态下动脉收缩压和（或）舒张压增高，常伴有心、脑、肾、视网膜等器官功能性或者器质性改变，以及脂肪和糖代谢紊乱等现象。高血压受遗传因素、环境和饮食等的影响。患者表现为头晕、头痛、烦躁、肢体麻木，或皮肤如蚁行感，或项背肌肉紧张、酸痛。

对症饮食

√宜选用具有清除氧自由基作用的食物，如大蒜、芦笋、洋葱、芹菜、蘑菇、禽蛋等。

√选择膳食纤维含量高的食物，可加速胆固醇排出，如糙米、玉米、小米、荠菜、绿豆等。

√维生素和钾等矿物质含量高的食物有降血压的功效，如芦笋、莴笋、苹果、梨、西瓜等。

饮食禁忌

✗少吃咸食、甜食、动物脂肪和辛辣刺激性食物。

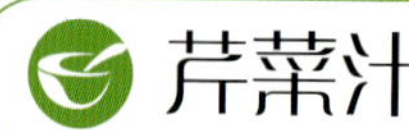

芹菜汁

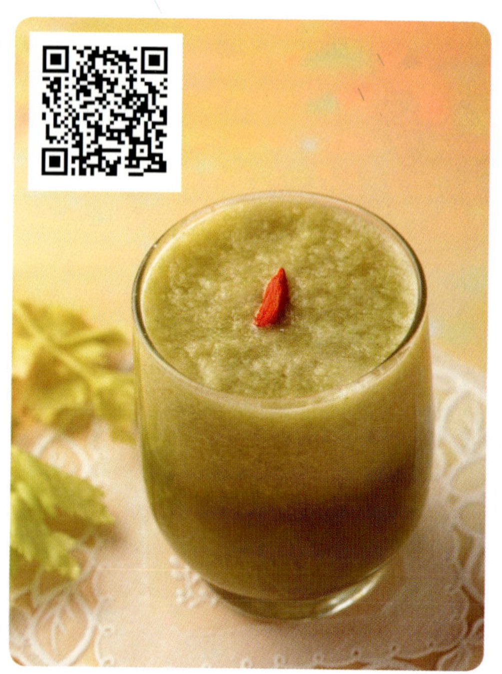

|材料| 芹菜200克

|做法| ①将洗净的芹菜切成粒状。装入小碟子中，待用。

②取榨汁机，选择搅拌刀座组合，倒入芹菜粒。注入少许矿泉水，盖上盖。通电后选择“榨汁”功能。榨一会儿，使食材榨出汁水。

③断电后倒出榨好的芹菜汁，装入杯中即成。

调理功效 芹菜含有蛋白质、胡萝卜素、B族维生素、钙、磷等营养成分，有平肝清热、祛风利湿的作用。高血压病患者常吃芹菜，有助于降血压，还可预防高血压所引起的并发症。

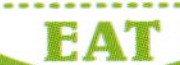

高血脂

Gaoxuezhi

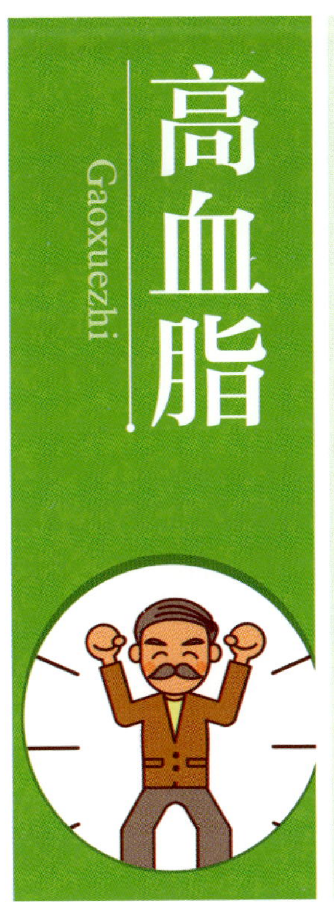

病症说明

血脂指的是人体血浆中的游离脂肪酸、磷脂、固醇和三酰甘油等脂肪素的含量。血浆中血脂的含量健康值一般在每分升130毫克以下；凡大于每分升160毫克的医学上称之为血液脂肪素超标，即为高血脂。

对症饮食

√宜食用能抑制肠道吸收胆固醇作用的食材，如木耳、魔芋、黄瓜、薏米等。

√宜吃富含维生素、矿物质和膳食纤维的新鲜水果和蔬菜，如苹果、西红柿、胡萝卜等。

饮食禁忌

✗平时注意不要吃肥肉，炒菜少放油，少吃动物内脏类的食物。

✗高热能食物可诱发肥胖，肥胖者高血脂发病率比正常体重者高。

酿冬瓜

|材料| 冬瓜350克，肉末100克，枸杞少许

|调料| 盐、鸡粉少许，水淀粉、食用油适量

|做法| ①冬瓜切片，用模具压出花型，把中间挖空，塞入肉末。放上枸杞。

②把冬瓜片放入烧开的蒸锅中，用大火蒸3分钟至熟。取出。

③用油起锅，注水，放盐、鸡粉拌匀煮沸。倒入适量水淀粉，调成稠汁。把稠汁浇在酿冬瓜片上即可。

调理功效 冬瓜含有糖类、蛋白质、维生素、矿物质，有利尿消肿、清热止渴、解毒降压等作用，可调节人体的代谢平衡。

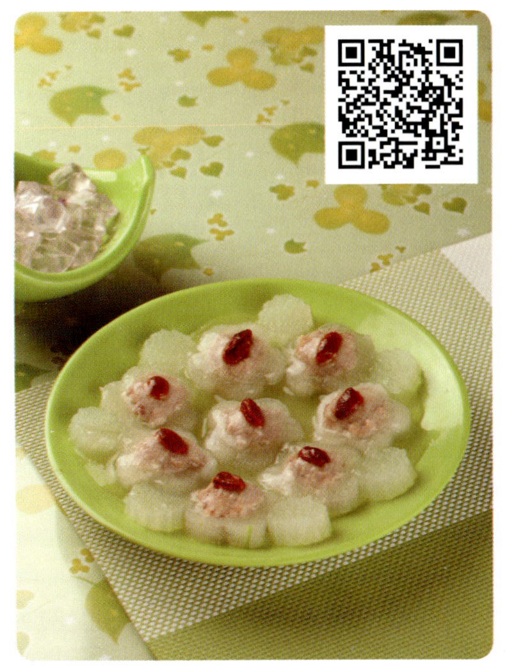

糖尿病

Tang niaobing

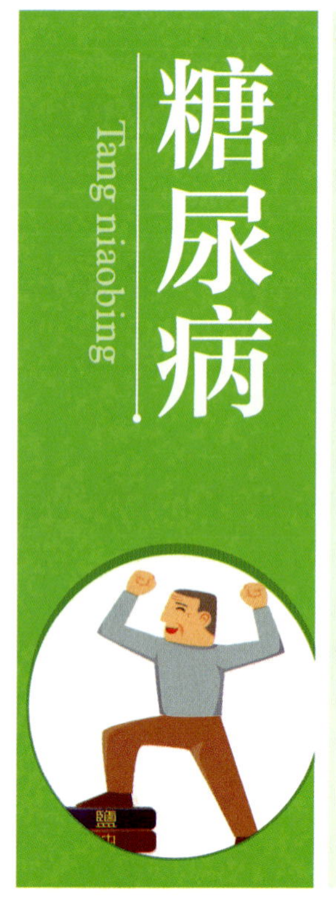

病症说明

糖尿病分原发性及继发性两类。前者占大多数，有遗传倾向，为绝对或相对胰岛素分泌不足和胰升糖素活性增高所引起的代谢紊乱，严重时常导致酸碱平衡失常。临床表现为多食、多尿、多饮、身体消瘦。血糖高，即空腹血糖≥7.0毫摩尔/升；餐后两小时血糖≥11.1毫摩尔/升。

对症饮食

√宜选用具有对抗肾上腺素、促进胰岛素分泌功能的食材，如柚子、番石榴、葡萄、梨等。

√宜选用高蛋白、低脂肪、低热量、低糖的食物，如乌银鱼、鲫鱼、蛋清、菌菇类食物等。

饮食禁忌

✗高钠饮食会增加心脏的负担，加重糖尿病并发症。

✗少吃辛辣刺激的食物，严格限制动物内脏、蛋黄、鱼子等多脂类和高胆固醇食品的摄入。

蜜汁苦瓜

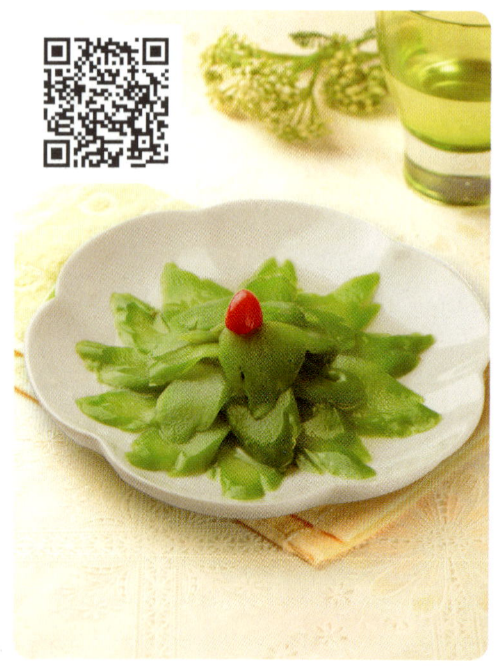

材料 苦瓜130克，蜂蜜40毫升

调料 凉拌醋适量

做法 ①锅中注入适量清水烧开，倒入切好的苦瓜，煮约1分钟。

②将焯煮好的苦瓜装入碗中，倒入备好的蜂蜜，再淋入适量凉拌醋。

③搅拌一会儿，至食材入味，盛入盘中即可食用。

调理功效 苦瓜性寒、味苦，归心、肝、脾、胃经，具有降低血糖、清暑除烦、解毒明目、补肾健脾、益气壮阳、提高机体免疫能力的功效。糖尿病患者适量多吃一些苦瓜有助于降低血糖。

冠心病

Guanxinbing

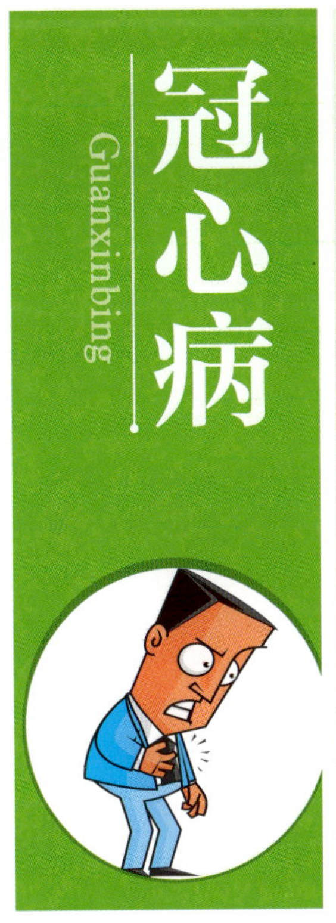

病症说明

冠心病是由于冠状动脉狭窄、供血不足而引起的心肌功能障碍和(或)器质性病变。临床表现为：发作性胸骨后疼痛、心悸、呼吸困难、原发性心脏骤停、心绞痛、心肌梗死、心律失常，持续3～5分钟，常发散到左侧臂部、肩部、下颌、背部，也可放射到右臂。

对症饮食

√多吃膳食纤维含量高的食物，如杂粮、蔬菜、水果等。

√选择具有促进血液运行、预防血栓作用的食材，如枸杞、海鱼、木耳、蒜等。

√选择有扩张冠脉血管作用的食材，如山楂、洋葱等。

饮食禁忌

✗忌吃使心率加快、增加大脑耗氧量的食物，如咖啡、浓茶、白酒等。

✗忌吃高胆固醇、高脂肪的食物，如动物内脏等。

西芹烧豆腐

|材料| 豆腐180克，西芹100克，胡萝卜片、蒜末、葱花各少许

|调料| 盐3克，鸡粉2克，老抽少许，生抽5毫升，水淀粉、食用油各适量

|做法| ①豆腐块和胡萝卜片汆水。

②用油起锅，放入蒜末、西芹，翻炒至其变软。放入豆腐、胡萝卜，翻炒匀。

③注水，加生抽、盐、鸡粉、老抽，小火拌焖煮约1分钟，至食材熟透。转大火收汁，倒入水淀粉，翻炒至食材入味即可。

调理功效 豆腐营养丰富，含有铁、钙、磷、镁等人体所需的多种微量元素，其中的异黄酮有抗氧化作用，能修补血管，增强血管功能，从而减低血管粥样硬化和中风的风险。

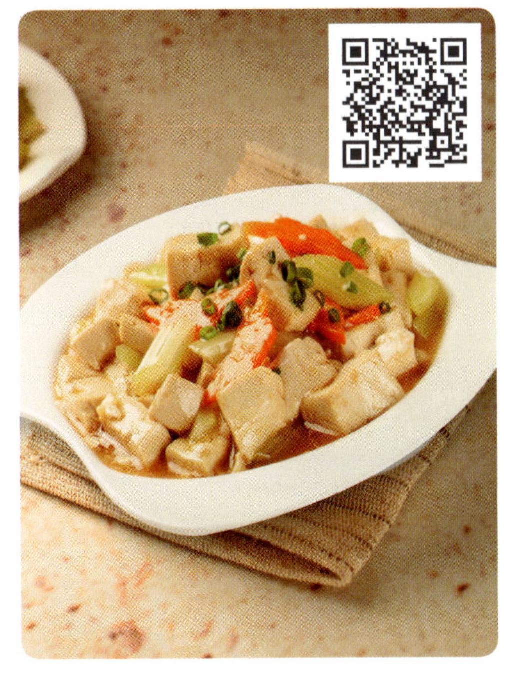

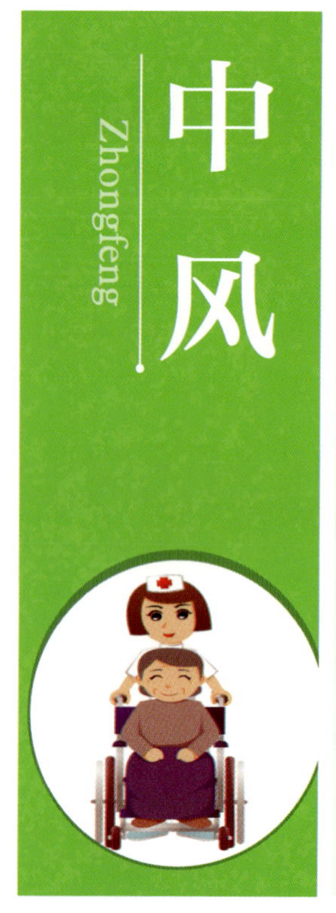

中风

Zhongfeng

病症说明

中风分为缺血性脑卒中和出血性脑卒中。中风是以突然昏倒、意识不清、言语不利、偏瘫或全身瘫痪为主症的一种疾病。中医将中风分为中脏腑和中经络，中脏腑者神志不清，中经络者神志清晰。

对症饮食

√选用降低血液黏稠度的食物，如木耳、韭菜、生菜等。

√经常吃降血脂的食物，如洋葱、海带、卷心菜、深海鱼油等，适当饮醋、饮茶大有益处。

√钾参与人体能量代谢，缺钾易中风。饮食上宜选含钾较多的食物，如黄豆、青豆、红豆等。

饮食禁忌

✗不宜吃盐过多，否则会使血管硬化和血压升高。

✗不宜吃油脂高和刺激性食物，如肥肉、猪油、动物内脏、糖、咖啡、浓茶和酒。

灵芝红枣瘦肉汤

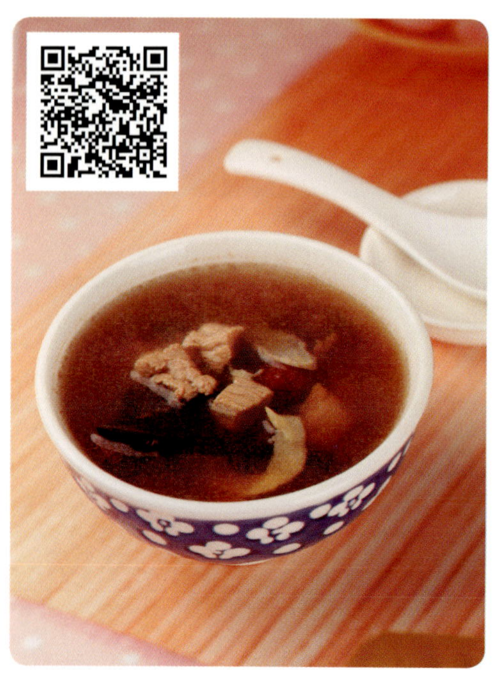

|材料| 猪瘦肉300克，红枣15克，玉竹10克，灵芝20克

|调料| 盐2克

|做法| ①清水烧开，放入瘦肉丁、红枣、玉竹、灵芝，拌匀。烧开后小火煮40分钟，至食材熟透。

②加入少许盐调味。

③略煮至食材入味，装入碗中即可。

调理功效 灵芝含有麦角甾醇、甘露醇、多肽、氨基酸等成分，可明显降低血胆固醇、脂蛋白和三酰甘油，预防斑块的形成。对于斑块已形成者，有降低动脉壁胆固醇含量、软化血管、防止进一步损伤的作用，并可改善局部微循环，阻止血小板聚集。

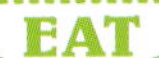

脑梗死

Naogengsi

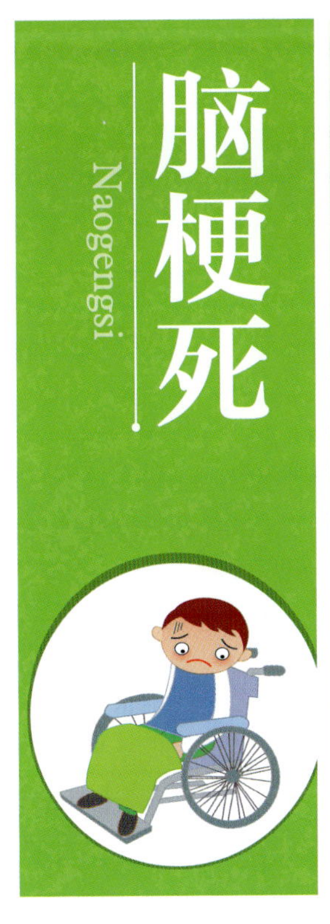

病症说明

脑梗死是指脑动脉出现粥样硬化和形成血栓，使管腔狭窄甚至闭塞，导致脑组织缺血、缺氧、坏死；也有因异常物（固、液、气）沿血液循环进入脑动脉或供应脑血液循环的颈部动脉，造成血流阻断或血流量骤减而产生相应支配区域脑组织软化坏死者。

对症饮食

√选择高蛋白、低脂肪的食物，如鲫鱼、鳝鱼等。

√选用能增加脑血流量、预防血液黏稠的食材，如鲮鱼、豆腐、黄豆等。

√选择具有益气、化瘀、通络作用的食物，如冬瓜、玉米、无花果、大蒜等。

饮食禁忌

✗不宜食用酱菜、腊肉等含盐高的腌渍食物。

✗忌食高脂肪、高胆固醇、辛辣刺激性的食物。

山楂菊花茶

|材料| 鲜山楂90克，干菊花15克

|做法| ①将清洗干净的山楂切去头尾、去除果核，再切成小块，装入碗中备用。

②锅中注入适量清水，用大火烧开，倒入准备好的干菊花和切好的山楂，煮沸后小火炖煮约10分钟，至食材析出营养物质。

③揭开盖，转大火，略微搅拌即可。

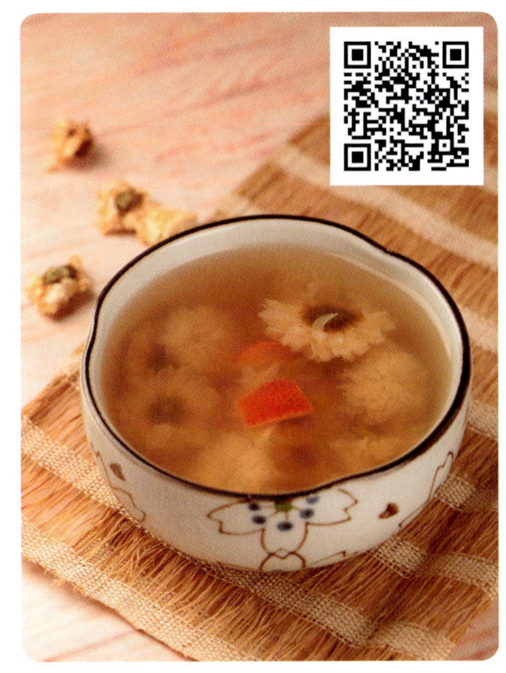

调理功效 菊花含有菊酮、龙脑乙酸酯、腺嘌呤、胆碱、水苏碱等成分，不仅能增加血流量，还可加强心肌的收缩功能，对高血压及高血压引起的脑梗死等并发症有辅助治疗的作用。

脂肪肝

Zhifanggan

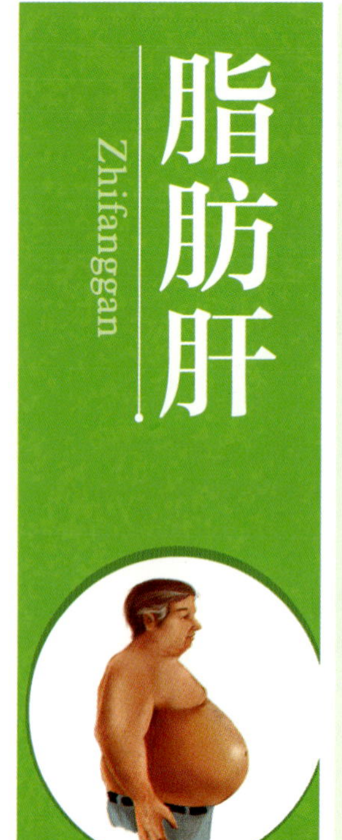

病症说明

脂肪肝是指由各种原因引起的肝细胞内脂肪堆积过多的病变。好发于肥胖者、过量饮酒者、缺少运动者、慢性肝病患者及中老年内分泌患者。脂肪肝的临床表现多样，轻度脂肪肝患者通常仅有疲乏感，而多数脂肪肝患者较胖，故更难发现轻微的自觉症状。

对症饮食

√多摄入高蛋白、低糖、低脂肪的饮食，如黄豆、豆腐、鱼类等食物。

√多摄入富含维生素、矿物质及膳食纤维的饮食。宜常吃猕猴桃、橘子、苹果、花菜、南瓜、黄瓜、白萝卜、芹菜、黄豆芽等蔬果。

饮食禁忌

✗忌暴饮暴食、随意摄取零食以及过分追求高营养和调味浓的食物。

山楂薏米水

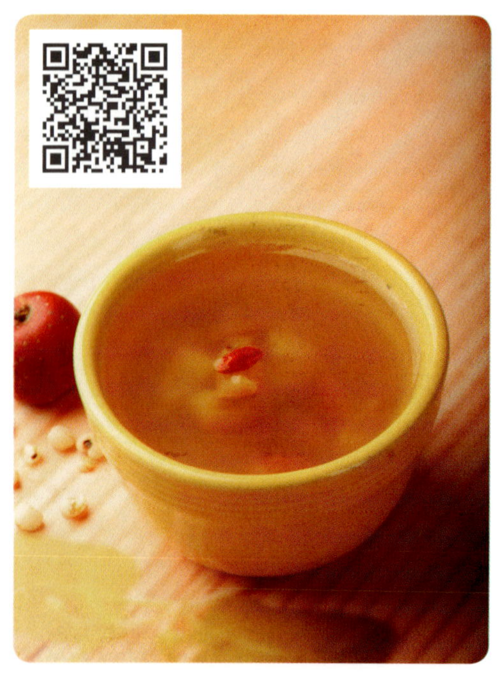

材料 新鲜山楂50克，水发薏米60克

调料 蜂蜜10克

做法 ①山楂洗净，切开，去核，切成小块，备用。

②锅中注入适量清水，用大火烧开，倒入准备好的薏米，再倒入切好的山楂，搅拌均匀。

③盖上盖，用小火煮20分钟，然后将煮好的薏米水滤入碗中，倒入蜂蜜稍微搅拌即可饮用。

调理功效 薏米含有固醇、氨基酸、薏苡仁油、薏苡仁脂、B族维生素等成分，常食薏米可以消除水肿，加速人体新陈代谢，减少脂肪的堆积。

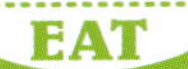

肝硬化

Ganyinghua

病症说明

肝硬化是一种弥漫性肝损害，是以假小叶和再生结节的形成为特征的慢性肝病。临床表现为：①起病隐匿，伴有乏力、食欲减退、腹胀、腹泻、消瘦等。②肝肿大，边缘硬，常为结节状，伴有肝掌、脾肿大、腹壁静脉曲张、腹水等。③轻度贫血，血小板及白细胞数量减少。

对症饮食

√多吃大豆及豆制品有助于促进肝细胞的修复与再生。

√多吃含有丰富卵磷脂和矿物质的食物，如海鲜等。

饮食禁忌

✗忌食易发生氨中毒和肝昏迷的食物，如松花蛋、牛肉、虾、海参、乌鸡、羊肝等。

✗忌吃含钠食物，如咸菜、酱菜、挂面等。

清炖甲鱼

|材料| 甲鱼块400克，姜片、枸杞各少许

|调料| 盐、鸡粉各2克，料酒6毫升

|做法| ①甲鱼块洗净，汆水。

②砂锅中加约800毫升清水，用大火烧开。倒入甲鱼块、枸杞、姜片，淋入料酒。

③煮沸后转小火煲煮约40分钟，至食材熟透，加入盐、鸡粉，续煮片刻至入味即成。

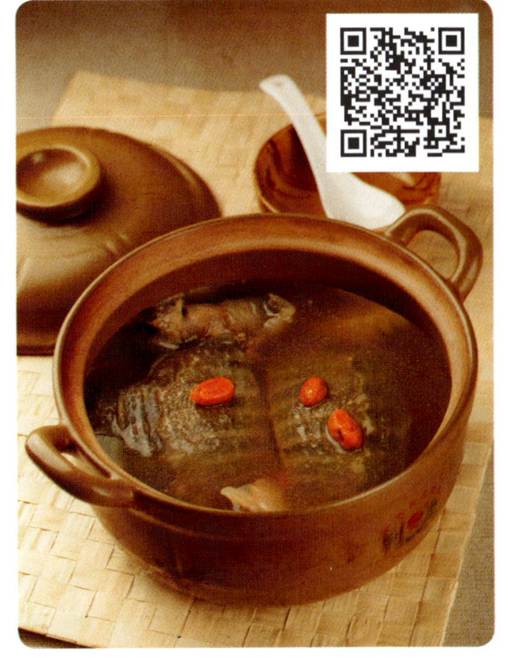

调理功效 甲鱼含有蛋白质、钙、铁等营养成分，具有滋阴凉血、补益调中、补肾健骨等作用。甲鱼的脂肪以不饱和脂肪酸为主，肝硬化患者食用，有益气力、强精髓的作用。

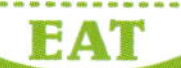

胆囊炎

Dannangyan

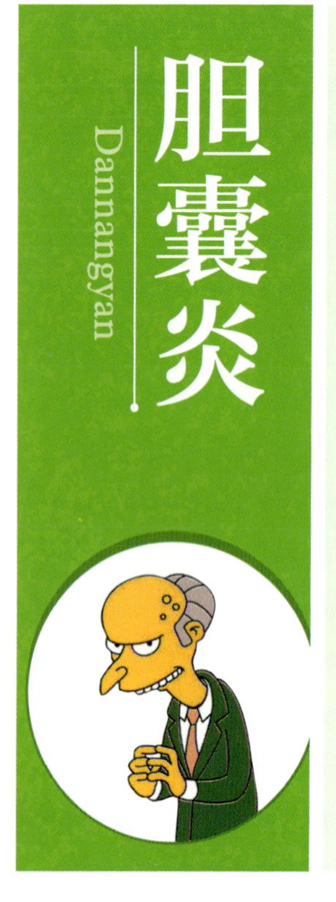

病症说明

胆囊炎为感染、胆汁刺激、胰液向胆道反流，以及胆红蓑和类脂质代谢失调等所引起的疾病。胆囊炎又可分为急性胆囊炎和慢性胆囊炎。急性胆囊炎表现为急性发作的右上腹持续或阵发性绞痛，可向右角放射，胆囊区压痛或反跳痛，恶心呕吐；慢性胆囊炎表现为反复发作且轻重不一的腹胀，右上腹及上腹不适或疼痛，常放射至右肩背。

对症饮食

√宜选用高碳水化合物低脂肪低胆固醇的食品，如米汤、藕粉、豆浆、蜂蜜水、杏仁茶等。

√宜大量饮水，适量食用含膳食纤维的食物，如芹菜。

饮食禁忌

✗禁食高脂肪、油炸和刺激性的食品。

✗酸性水果易引起肝胆气机阻滞，不宜多食。

枸杞红枣芹菜汤

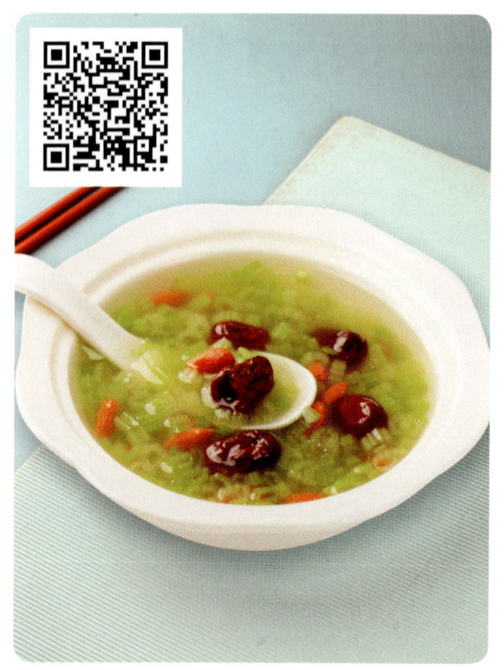

|材料| 芹菜100克，红枣20克，枸杞10克

|调料| 盐2克，食用油适量

|做法| ①清水烧开，放入红枣、枸杞，煮沸后小火煮约15分钟，至食材析出营养物质。

②取下盖子，加入盐、食用油、芹菜粒，大火煮一会儿，至食材熟透、入味。

③关火后盛出煮好的芹菜汤，装入汤碗中即成。

调理功效 红枣含有氨基酸、糖类、维生素A、维生素C及磷、铁等矿物质，有健脾和胃的作用。

坐骨神经痛

Zuogu shenjingtong

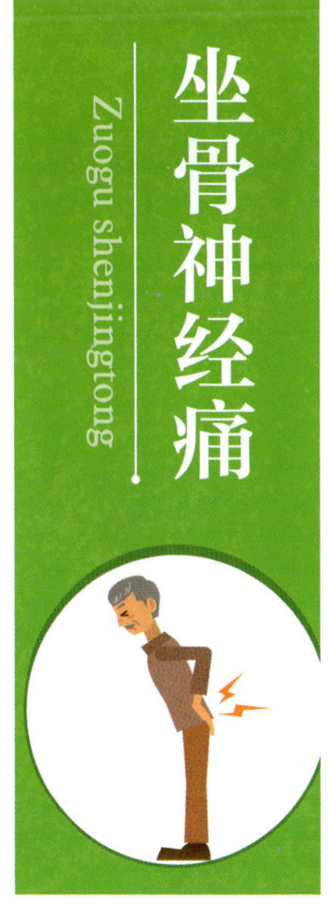

病症说明

坐骨神经痛是指坐骨神经通路及其分布区的疼痛综合征。疼痛位于臀部、大腿后侧、小腿后外侧和足外侧。如果疼痛反复发作，日久有可能会患上侧下肢肌肉萎缩症，或者还会出现跛行的现象。

对症饮食

√选用富含卵磷脂的食物，可保护及修补神经，如豆制品、鱼头、芝麻、蘑菇等。

√选择富含B族维生素类的食物，如干果、牛奶等。

√宜食用钙质丰富的食品，如牛奶、奶酪、酸奶、豆制品等。

饮食禁忌

✗少吃甜食，少吃动物脂肪，少吃辛辣刺激性食物。

✗不能吸烟，香烟中的尼古丁会使血管收缩，加重疼痛。

牛奶桂圆燕麦西米粥

|材料| 燕麦50克，西米60克，桂圆肉25克，牛奶200毫升

|调料| 白糖25克

|做法| ①清水烧开，放入燕麦、西米、桂圆肉，搅拌均匀。

②小火煮30分钟至食材熟透。倒入适量牛奶，搅拌匀，煮至沸。

③加入白糖，搅拌匀，煮至溶化，装入碗中即可。

调理功效 燕麦可以改善神经的总体状况，牛奶可以补充丰富的钙质，还可以增强久病体虚、气血不足、营养不良的患者的抵抗力。

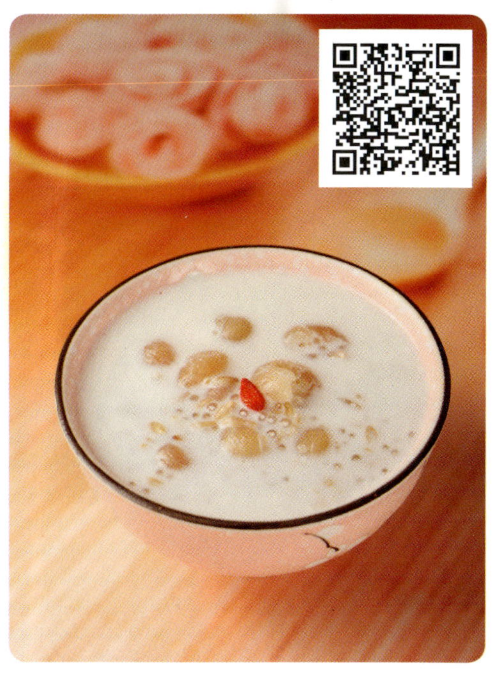

风湿性关节炎

Fengshixingguanjieyan

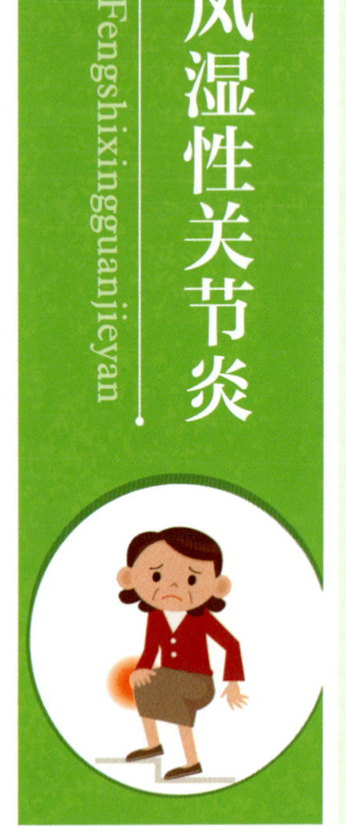

病症说明

风湿性关节炎是一种常见的急性或慢性结缔组织炎症，可反复发作并累及心脏。典型表现是轻度或中度发热，疼痛受累关节多为膝、踝、肩、肘、腕等大关节，晨僵患者晨起或休息较长时间后，关节呈胶黏样僵硬感，活动后方能缓解或消失。

对症饮食

√选择具有清热解毒类作用的食物，苦瓜、苦菜、丝瓜等，可以缓解局部发热、发痛。

√多食用香菇、黑木耳等食品，可提高人体免疫力，促进新陈代谢。

饮食禁忌

✗少摄入奶类和花生、巧克力等含酪氨酸食物。

✗少食甜食，因其糖类易致过敏，可加重关节滑膜炎的发展，易引起关节肿胀和疼痛加重。

丝瓜瘦肉粥

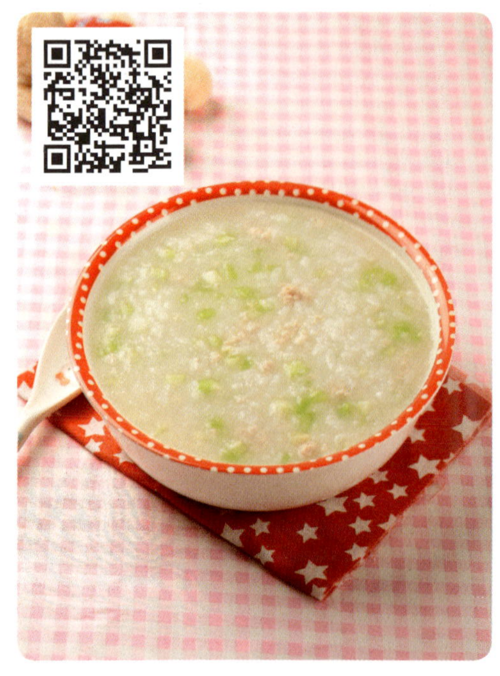

材料 丝瓜45克，瘦肉60克，水发大米100克

调料 盐2克

做法 ①将去皮洗净的丝瓜切成粒。瘦肉剁成肉末。

②锅中注水烧热。倒入大米，拌匀，用小火煮30分钟至大米熟烂。倒入肉末拌匀。放入丝瓜拌匀煮沸。加入适量盐拌匀调味，煮沸。

③将煮好的粥盛出，装入碗中即可。

调理功效 丝瓜中含有独有的干扰素诱生剂，可起到刺激机体产生干扰素、抗病毒、防癌抗癌的作用。

阿尔茨海默病

Aercihaimobing

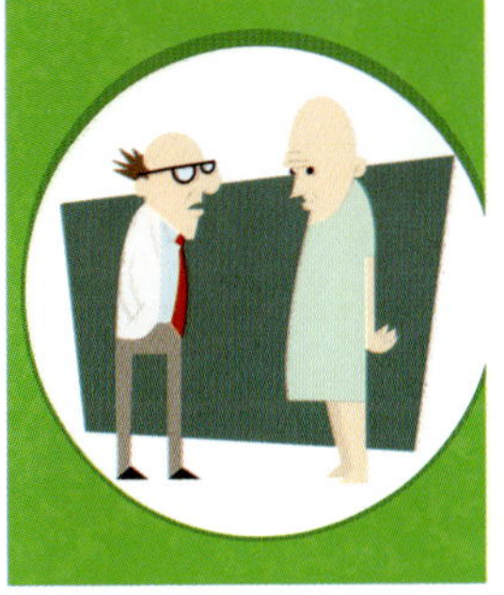

病症说明

阿尔茨海默病即老年痴呆症，是一种起病隐匿的进行性发展的神经系统退行性疾病。临床表现为认知和记忆功能恶化，日常生活能力进行性减退，并有各种神经精神症状和行为障碍。

对症饮食

√宜选用益髓添精类食物，如核桃、黑芝麻、桑葚等。

√增加蛋白质饮食，首选鱼类，尤其是海洋鱼类及其产品，还有瘦肉与乳类等。

√维生素C与维生素E是天然的抗氧化剂、防衰老剂，新鲜蔬菜、水果中维生素C含量非常丰富。

饮食禁忌

✗少吃甜食，否则易引起肥胖症、糖尿病等。

✗避免摄入饱和脂肪酸和反式脂肪酸。例如乳制品、肉类、零食糕点和油炸食品。

核桃枸杞粥

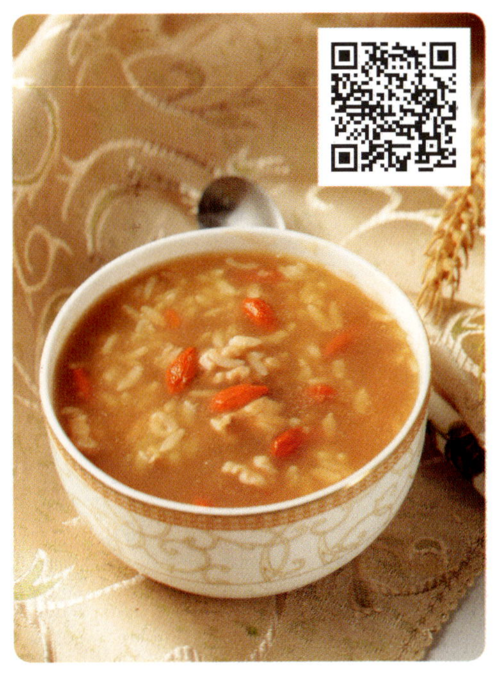

材料 核桃仁30克，枸杞8克，水发大米150克

调料 红糖20克

做法 ①锅中注入适量清水，用大火烧开，倒入大米、核桃仁，小火煮约30分钟至食材熟软。

②揭开盖，放入枸杞，煮10分钟至食材熟透。

③放入红糖，搅拌匀，煮至溶化，装入碗中即可。

调理功效 核桃含有蛋白质、脂肪、B族维生素、维生素E、钙、磷、铁等营养成分，具有健脑、增强记忆力、润肺补肾及延缓衰老等功效。

前列腺增生

Qianliexianzengsheng

病症说明

前列腺分内外两层：内层为尿道周围的黏膜和黏膜下腺体；外层为前列腺体。前列腺增生主要发生在内层，在膀胱颈至精阜一段后尿道的腺体间质中。临床表现以尿频、排尿困难、血尿、尿路感染和膀胱结石为多见。

对症饮食

√多食用蜂蜜保持大便通畅，适量食用牛肉、鸡蛋，多吃新鲜水果、蔬菜、粗粮及大豆制品。

√多食用种子类食物，如南瓜子、葵花子等。

√平常可以煮绿豆粥代茶饮，对膀胱有热、排尿涩痛者尤为适用。

饮食禁忌

✗尽量避免烟酒、咖啡，少食辛辣肥腻的食物，如辣椒、生姜、肥肉等。

✗忌发物，如羊肉、狗肉、鲫鱼、南瓜、韭菜、蒜等。

桑葚粥

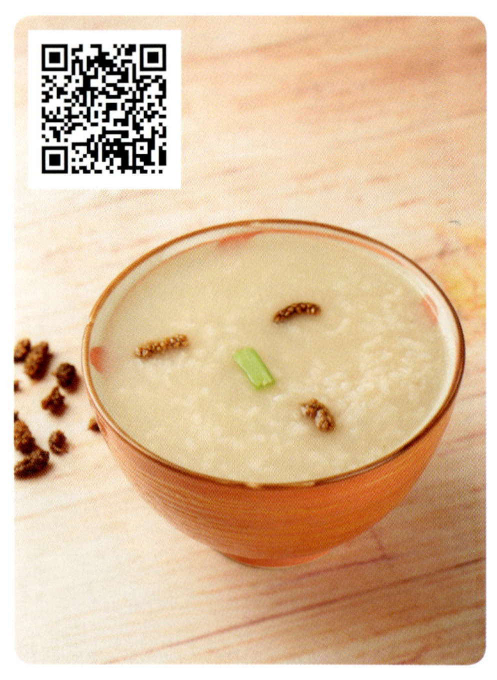

材料 桑葚干6克，水发大米150克

做法 ①砂锅中注入适量清水烧开，放入洗净的桑葚干。盖上盖，用大火煮15分钟，至其析出营养成分。揭开盖，捞出桑葚。

②倒入洗净的大米，搅散。盖上盖，烧开后用小火续煮30分钟，至食材熟透。

③揭开盖，把煮好的桑葚粥盛出，装入碗中即可。

调理功效 桑葚含有胡萝卜素及多种维生素、微量元素等营养成分，能有效地扩充人体的血容量，具有补而不腻的特点，比较适合中老年人食用。

中老年肥胖

Zhonglaonianfeipang

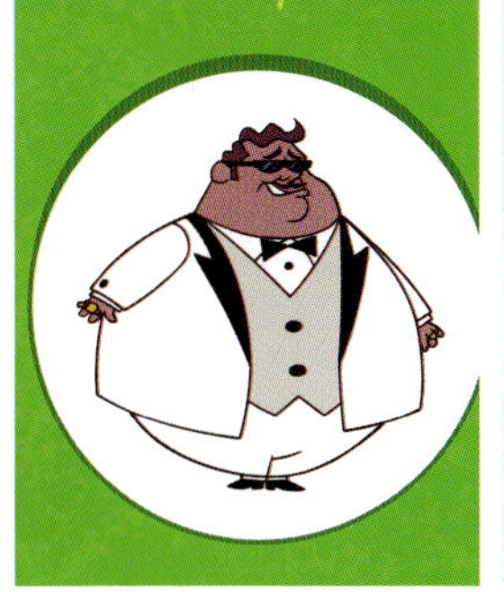

病症说明

中老年肥胖多是因为摄入能量过多，消耗能量减少，使过多的热量转化为脂肪在体内贮存而引起的。肥胖者多畏热、多汗，动则大汗淋漓、呼吸短促、容易疲乏，并常伴有头痛、心悸、腹胀等症状。

对症饮食

√增加饮食中纤维素含量，如糙米、麸皮面包等。

√用低热值食品代替高热食品，用鸡蛋、牛奶、豆制品代替糖多、油大的点心。

√宜选能加速脂肪代谢的食物，如木耳、茶叶、荷叶、山楂、话梅、酸梅、杨梅、杏干等。

饮食禁忌

✗严格控制副食，不吃纯糖和甜食，如马铃薯、麦乳精、果酱、糖果、蜂蜜、果汁等。

✗忌吃含盐量高的食物。

山楂玉米粒

材料 鲜玉米粒100克，水发山楂20克，姜片、葱段各少许

调料 盐3克，鸡粉2克，水淀粉、食用油各适量

做法 ①清水烧开，加入盐、玉米粒，焯煮1分钟。放入泡发洗好的山楂，焯煮片刻。

②另起锅，油烧热后下入姜片、葱段、焯煮好的玉米和山楂，快速拌炒匀。

③加入盐、鸡粉、适量水淀粉，快速拌炒至锅中食材入味即可。

调理功效 山楂里所含的解脂酶能促进脂肪类食物的消化，清除体内多余的脂肪，坚持食用对减肥瘦身也有很好的效果。

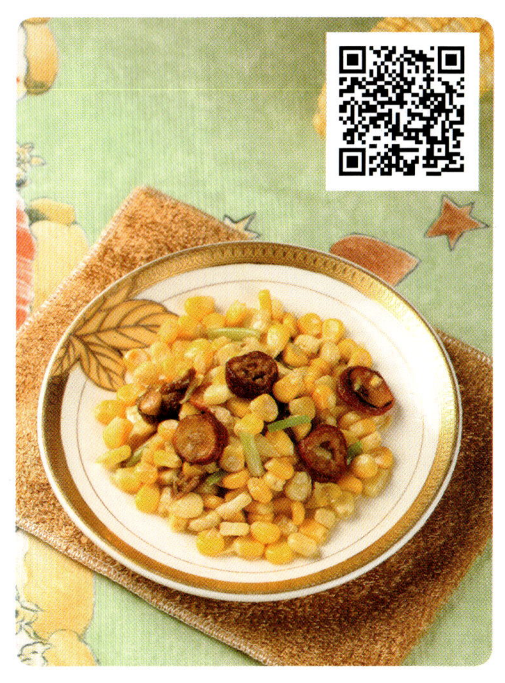

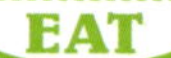

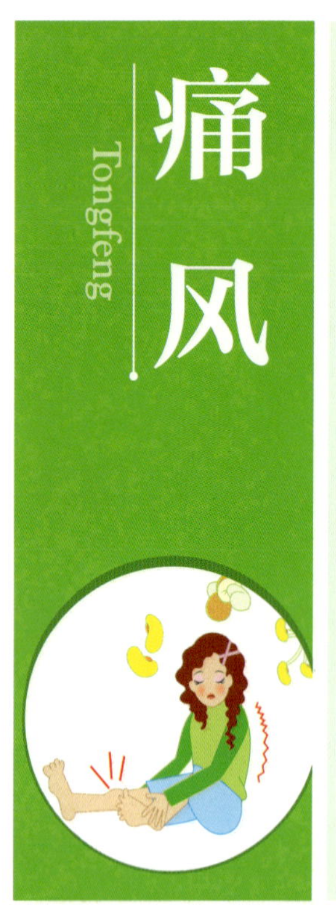

痛风

Tongfeng

病症说明

痛风是因机体嘌呤代谢紊乱及（或）尿酸排泄减少所引起的一种晶体性关节炎，主要是由于嘌呤代谢中有关酶活性的先天性或后天性缺陷，导致尿酸生成过多，或尿酸排出过少，或者两者兼而有之，从而使血浆尿酸盐浓度超过饱和限度。痛风与人们的生活方式和饮食习惯等密切相关，发作时的通常表现为大拇指关节、踝关节、膝关节等间歇性或持续性疼痛。

对症饮食

√多吃碱性食品，如蔬菜、水果等。

√多选用含嘌呤少的牛奶、奶酪、脱脂奶粉和蛋类。

√碳水化合物可促进尿酸排出，患者可食用富含碳水化合物的米饭、馒头、面食等。

饮食禁忌

✗少吃辣椒、胡椒、花椒等刺激性调味料。

彩椒炒绿豆芽

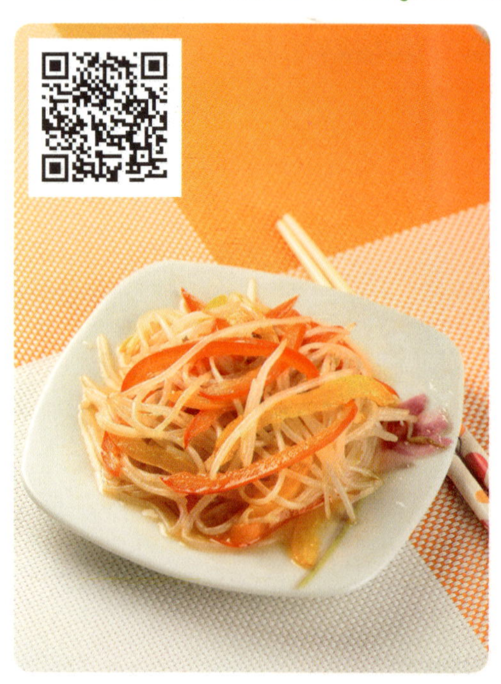

|材料| 彩椒70克，绿豆芽65克

|调料| 盐、鸡粉各少许，水淀粉2毫升，食用油适量

|做法| ①锅中倒入食用油，下入彩椒、绿豆芽，翻炒至食材熟软。

②加入盐、鸡粉、水淀粉。

③快速拌炒均匀至食材完全入味，装入盘中即可。

调理功效 绿豆芽含有维生素C、胡萝卜素、矿物质等成分，有清热解毒、利尿除湿等作用。绿豆芽既好烹饪，又容易咀嚼和消化。